Barfuß Gehen und Leben

DAS KULTBUCH FÜR ANFÄNGER
UND FÜR IMMER

Prof. Dr. Sabine Bobert

1. Auflage

Reihe „Minimalismus und nachhaltig Leben“
Band 1: Barfuß gehen und leben. Das Kultbuch für Anfänger und für immer

Impressum: © Universal Sloth Publishing House 2021, by Prof. Sabine Bobert, www.mystik-und-coaching.de, Am Hegewinkel 1a, 14169 Berlin

ÜBER DIE AUTORIN

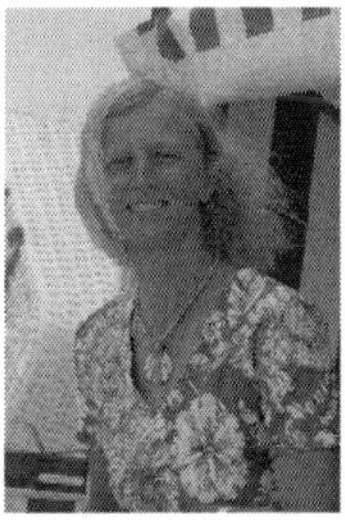

Prof. Dr. Sabine Bobert ist Universitätsprofessorin, Autorin, langjährige Coachin und Seminarleiterin zu Mystik und Persönlichkeitsentwicklung, und das mit ganzem Herzen. Sie hat nach Studienverbot wegen Mitarbeit in der Bürgerrechtsbewegung in Ostberlin Theologie mit Schwerpunkt Philosophie studiert, ab 1990 in den USA. Seit 2001 unterrichtet sie an der Universität in Kiel. Ihr gegenwärtiges Hauptthema ist Persönlichkeitsentwicklung durch Mystik im Dialog mit Psychologie und Neurowissenschaften. Sie lebt minimalistisch in Kiel und fährt Seekajak auf Ost- und Nordsee.

Weitere Bücher: „Raus aus der Manipulationsfalle!" (locker geschrieben), „Jesusgebet und neue Mystik" (sehr theoretisch), „Mystik und Coaching" (sehr praktisch)

Kostenloser Youtube-Kanal: „Mystik und Coaching Prof. Sabine Bobert"

Kontakt und Online-Seminare: www.mystik-und-coaching.de

Inhalt

VORWORT

Dein Handbuch-Fußbuch!

Ich habe dieses Buch leidenschaftlich gern geschrieben. Zugegeben, ich drehe inzwischen lieber Videos für Youtube (Kanal: „Mystik und Coaching Prof. Sabine Bobert"). Aber weil ich so gerne barfuß lebe, möchte ich diese Freude mit dir teilen. Und ich möchte dich vor Anfängerfehlern schützen. Einige Ängste gegenüber dem barfüßigen Leben haben durchaus ihren Grund. Ich bin in Scherben getreten. Ich habe mir Zehen gebrochen. Ich habe mir im Nordsee-Windchill bei Plusgraden auf Sylt eine Nasserfrierung mit zwei angefrorenen Zehen geholt – als ich zu lange reglos in den Dünen saß und die Zehen dadurch nicht genug durchblutet waren.

Diese Fehler sind aber vermeidbar, wenn du von Anfang an darauf achtest. Ich selbst fand bei meiner Startzeit zwei hilfreiche Barfuß-Bücher vor. Leider wurde ich dort nicht auf genau diese schmerzlichen Erfahrungen hingewiesen. Offenkundig setzte man voraus, dass man eben nur im Sommer barfuß geht?

Auch andere Fragen: Wie ist das auf Arbeit? Wie ist das mit Kindern in der Schule? – fehlten. Ich musste mir viele Antworten mühevoll im Internet zusammen suchen – in Barfuß-Blogs, auf Barfuß-Foren, in Barfuß-Communities. Hier in diesem Handbuch-Fußbuch findest du das Rundum-Wissen überschaubar zusammengestellt.

Damit dir das Lesen mehr Spaß macht, habe ich das Buch in zwei Teile geteilt. Teil A enthält den Erfahrungsbericht von Leon. Er ist leidenschaftlicher Läufer mit Marathon-Erfahrung. Leon liebte bisher seine High-Tech-Laufschuhe. Für mich war er bereit, ein 30-Tage-Experiment zu wagen: Die Umstellung auf Barfuß-Joggen und barfüßiges Leben – einschließlich im Job. Es war für mich selbst spannend, seinen Bericht zu lesen.

In Teil B findest du alles übersichtlich im „Barfuß-Lexikon" sortiert: Infos über Minimalschuhe, Umstellungsübungen, einen „12-Wochen-Plan zum perfekten Einstieg", Hilfen für soziale Situationen, barfuß für Kinder etc. damit du in der riskanten Umstellungsphase gesund und stressfrei bleibst.

Ein Anhang rundet das Buch mit weiterführenden Tipps und Quellen ab.

Noch mehr Infos findest du in meinem Youtube-Kanal. Gib einfach ein: „Barfuß Sabine Bobert".

TEIL A

Das Experiment: In 30 Tagen barfuß leben

o

Ich bin Leon und laufe leidenschaftlich gern. Ich habe mich für Sabine auf dieses Experiment eingelassen, weil ich durch ihre Youtube-Videos und Tipps in Seminaren neugierig geworden war. Die recherchierten Artikel und medizinischen Aussagen überzeugten mich davon, dass das Barfuß-Joggen gesünder ist als das Laufen in den High-Tech-Sportschuhen.

Ich wollte es nicht nur wissen sondern auch erleben: Kann ich wirklich durch Barfußlaufen meine Gesundheit und Fitness steigern? Und wie reagieren meine Mitmenschen darauf, wenn ich das Experiment vom Sport auf meinen Alltag ausdehne? Welche Nachteile erwarten mich?

Über einen Zeitraum von einem Monat wagte ich mein Experiment: vom ersten zaghaften Beschreiten meines Gartens mit nackten Füßen über das erste barfüßige Joggen auf dem Laufband bis hin zu meinem öffentlichen Outing in Minimalschuhen. Hier ist mein Bericht.

Tag 1: Mein neues Wohlgefühl – barfuß im Garten

Zunächst zu mir: Ich bin 50 Jahre alt und wiege 84 Kilogramm. Das sind zwei bis drei Kilo zuviel. Ich habe Marathon-Erfahrungen (1x Berlin, 2x Frankfurt). In meinem Kraftraum steht ein Laufband. Auf ihm laufe ich jeden zweiten Tag zwischen fünf bis acht Kilometer. Bislang tat ich dies in Marken-Laufschuhen mit stark gepolsterter Sohle und Ferse. Ich habe keine Probleme im Gehapparat, weder an den Füßen, den Knien, der Hüfte oder der Wirbelsäule. Was mich aber ärgert: Obwohl ich regelmäßig laufe, strengt es mich enorm an. Ich bin jedes Mal völlig fertig nach dem Training. Ich habe das Gefühl, mich technisch absolut falsch fortzubewegen – als sei ich nicht fürs Laufen geschaffen.

Selbstverständlich bin ich als Kind barfuß im Garten gelaufen. Das ist eine Ewigkeit her, und ich weiß nicht, warum ich das eines Tages eingestellt habe. Als normaler Erwachsener trage ich jeden Tag die ganze Zeit Schuhe. Ich ziehe sie erst aus, wenn ich ins Bett gehe. Vielleicht erfindet man einst auch noch dafür Bettschuhe?

Darum ist es für mich an Tag 1 meines Experimentes völlig ungewohnt, gleich beim nach Nachhausekommen meine Schuhe und Socken auszuziehen. Doch ich bleibe dabei. Denn ich habe ab heute beschlossen, für den Rest des Tages untenrum nackt zu sein.

Die Jahreszeit meint es günstig mit mir. In meinen Garten strahlt noch abends die Sonne. Ich spüre die Wärme unter den Sohlen und auf meinem bleichen Fußspann. Langsam gehe ich über den Rasen. Ich spüre jeden Grashalm, jeden Erdkrümel. Also taub geworden sind meine Füße noch nicht. Wo das Gras feucht ist, spüre ich die wohltuende Kühle und Frische. Auf einer kleinen Unebenheit bleibe ich stehen. Ich drücke meine Sohle in sie hinein. Ich empfinde den Druck und die Nachgiebigkeit meines Fußgewölbes als angenehm.

Meine Ferse bildet den tiefsten Abdruck im Rasen. Offenbar lastet der meiste Druck beim Auftreten bei mir auf dem Absatz. Ich setze den Fuß flacher auf. Sofort spüre ich ein angenehmes Massage-Gefühl auf der gesamten Fuß-Unterseite. Meine Zehen spreizen sich. Das tut wohl! Ich stelle mich auf die Zehenspitzen und knicke diese nach innen. Es knackt ordentlich. Danach fühlen sich meine Zehen freier und entspannter an.

Ich bleibe eine halbe Stunde barfuß draußen. Bis jetzt bin ich noch nirgends angestoßen. Wie eine Ballerina stelle ich mich abwechselnd auf die Zehenspitzen und dann wieder auf den gesamten Fuß. Meine Gelenke knacksen, meine Achillessehne wird angenehm gedehnt. Ich bekomme Lust auf mehr.

Also rauf aufs Laufband. Ohne Schuhe, nur barfuß. Erstmal nur Gehgeschwindigkeit, also vier bis fünf Stundenkilometer. Das Band läuft an. Meine Füße folgen der Bewegung. Hart komme ich mit der Ferse zuerst auf. Es knallt regelrecht. Kein Vergleich zu dem kaum wahrnehmbaren Flüstern, mit dem meine Laufschuhe sonst ihre Dämpfungsarbeit verrichten. Das raue Band bietet meiner Fußsohle einen guten Grip. Ich drohe nicht auszurutschen.

Nach einigen Minuten schlage ich nicht mehr so fest mit der Hacke auf. Ich setze sie sanfter auf das Band und rolle bewusster über den gesamten Fuß bis über die Zehen ab. Ich vertrage mehr. Ich beschleunige auf sechs, sieben, acht Stundenkilometer. Meine Füße folgen dem immer schnelleren Band unter ihnen. Mit der höheren Geschwindigkeit wechselt sofort mein Laufstil: Ich wechsle in die Mittelfußstellung: Mein Gewicht wird vom Ballen und der Ferse gleichzeitig aufgefangen. Meine Schritte werden kleiner und rascher, keine weit ausholenden Bewegungen mehr. Das lauteste Geräusch verursacht nun der Laufband-Motor. Meine Schritte fliegen klein und flach auf das Band. Neun Stundenkilometer. Ohne Mühe halte ich mit. Meine Arme liegen eng am Oberkörper und bewegen sich fast gar nicht. Kein Vergleich zu den sonst üblichen raumgreifenden Schwingungen, die immer besonders sportlich wirken.

Meine Gedanken schweifen ab. Ich laufe von ganz alleine ohne Mühe. Nach 20 Minuten und fast drei Kilometern bemerke ich, wie befreit mein Körper ohne Gedankenlast gelaufen war. Aber ich spüre jetzt einen unangenehmen Druckschmerz im Fußballen. Das Laufband ist doch ziemlich rau. Ich befürchte, mir langsam eine Blase zu laufen. Auch die Zehen schmerzen.

Ich verringere das Tempo. Mein Gewicht verlagert sich wieder etwas auf die Ferse und wird vom Ballen weggenommen. Die Schmerzverringerung wirkt aber nur kurz. Ich merke, dass ich mich langsam wundlaufe als wäre ich mit einer Sockenfalte in der Sohle unterwegs.

Ich muss anhalten. Das waren 28 Minuten beim ersten Mal. Beim Betrachten meiner Fußsohlen befürchte ich schon, das wunde Fleisch zu sehen. Aber die Haut ist oberflächlich unverletzt. Darunter ist eine dunkle Verfärbung zu sehen, wie ein kleiner Bluterguss. Die äußeren Zehen beider Füße sind rot, aber äußerlich unversehrt. Beim Auftreten tut mir jeder Schritt weh. Ich gehe oder humpele jetzt sehr langsam durch die Wohnung.

Nach dem Duschen lasse ich meine Füße, entgegen dem ersten Drang, sie sofort mit Socken zu dämpfen, nackt und unbehandelt.

Meine Achillessehne ist leicht gereizt, aber nicht schlimm. Es ist das erste Mal, dass ich sie überhaupt wahrnehme. Beim Einschlafen brennen die Druckstellen im Ballenbereich und an den Zehen. Ich mache mir Sorgen, dass ich nun tagelang ausfalle und mein Experiment nicht zu Ende führen kann.

Tag 2: Stocksteif

Meine Waden, meine Achillessehnen! Stocksteif, als wären meine Beine eingegipst, stehe ich neben meinem Bett. Ich kann mich zunächst nicht rühren. Alles wirkt verkürzt und angespannt. Meine Fußsohlen brennen, zum Glück auf eine noch erträgliche Weise. Es scheint mir unmöglich, meine Knie zu beugen oder die Beine anzuwinkeln. Eine gefühlte Ewigkeit quäle ich mich beim Versuch, in meine Hose zu schlüpfen. Als wäre ich angeschossen worden, bewege ich mich aus dem Haus. Ich nehme den Bus. Ich verbringe mit ausgestreckten Beinen unter dem Schreibtisch meinen Arbeitstag.

Am frühen Abend lässt das Spannungsgefühl endlich nach. Es scheint nichts gerissen oder gezerrt zu sein. Mir gelingt es, in weniger als 30 Sekunden in die Hocke zu gehen und mich wieder aufzurichten. Ein warmes Bad lindert die Schmerzen. Meine Muskeln entkrampfen endlich. Beim Einschlafen verspüre ich nur ein leichtes Ziehen in der Wade.

Tag 3: Der erste Versuch barfuß zum Supermarkt und meine ersten Minimalschuhe

Die ersten Schritte am nächsten Morgen erfolgen zu meiner Überraschung fast völlig schmerzfrei. Die Haut ist weiterhin unversehrt. Die tieferliegenden Blutergüsse sind deutlich zurück gegangen. Meine Wadenmuskulatur und Achillessehne sind angespannt, aber auf eine angenehme, sportliche Weise. Ich verbringe den Vormittag komplett barfuß. Ich setze aber noch immer meine Füße vorsichtig auf in der Sorge darüber, den Druckschmerz erneut auszulösen. Doch er bleibt fast völlig aus.

Je länger ich langsam gehe, umso geringer wird der Druckschmerz. Ich beschließe, das Haus barfuß zu verlassen. Der Weg zum Supermarkt ist mit kleinen Steinchen übersät. Die Quälgeister bohren sich in meine empfindliche Sohle und in den wunden Ballen. Ich brauche eine Minute für 50 Meter, um den gröbsten Stellen auszuweichen und meine Fußsohlen immer wieder von den Fremdkörpern zu befreien. Sie lassen sich leicht abwischen.

Im Markt empfangen mich die Bodenfliesen mit einer angenehmen Kühle. Ich empfinde sie nach dem strapaziösen Hinweg als wohltuend lindernd. Manchen Leuten fällt mein fehlendes Schuhwerk auf. Einige gucken kurz. Einen Kunden muss es jedoch derart gestört haben, dass mich ein Marktmitarbeiter anspricht. Er fordert mich dazu auf, entweder ein Paar Schuhe anzuziehen oder den Laden sofort zu verlassen. Dies sei eine Hygienevorschrift! Gezwungenermaßen muss ich gehen. Die Diskussion darüber, ob es hygienischer ist, mit Straßenschuhen oder barfuß den Laden zu betreten, vermeide ich.

Der Nachhauseweg gestaltet sich nochmals als Herausforderung. Gefühlt eine Million Steinchen legen sich mir in den Weg. Sie machen jeden Schritt zu einem Balance-Akt. Oft bleibe ich auf einem Bein stehen und streiche mir die Splitter von der Fußsohle.

Ich beschließe, mein Barfuß-Experiment lieber mit Minimalschuhen in der Öffentlichkeit fortzusetzen. Im Internet sprechen mich die Schuhe mit dem Leguan-Logo („Leguanos") besonders an, aber bestellen mag ich sie online nicht. Denn ich will passende Schuhe erhalten und beraten werden.

Zu meiner Überraschung gibt es die Minimalschuhe nur in wenigen Schuhfachgeschäften, und keines davon liegt in Frankfurt. Ich muss also doch noch einmal meine gewohnten Schuhe anziehen und bis nach Marburg fahren. Ich werde umfassend und freundlich beraten. Ich darf mehrere Modelle anprobieren und darin herumlaufen. Meine Entscheidung fällt auf ein Paar unauffällige, schwarze Socken, in die eine dünne, ganz leicht profilierte Gummi-Sohle eingearbeitet ist. Erst durch den Strick am Knöchel bekommt mein Schuh mehr Halt. Mein Fuß ist in der gummierten Socke fast drucklos umhüllt. Kostenlos erhalte ich noch ein Magazin mit Treffpunkten und Tipps von Barfußläufern. Dann verlasse ich den Laden mit meinen neuen Sockenschuhen.

Ab jetzt nimmt niemand mehr Anstoß daran, dass ich nicht dick besohlte Schuhe wie die Anderen trage. Schwarz, glatt und unauffällig umschließen meine Leguanstrümpfe meine Füße. Und auch mein zweites Problem ist gelöst: Schmerzfrei, ohne Ministein-Terror, gehe ich über Marburgs Kopfsteinpflaster. Hier erhalte ich Stretch- und Balancetraining. Die abgerundeten Steine spannen und dehnen mein Fußgewölbe. Ich mache nur relativ kleine Schritte, um nicht ständig hart mit der Ferse aufzukommen. Meine Zehen sind gut geschützt, aber sie müssen auf dem Pflaster wesentlich mehr Balance erarbeiten als in ihren gewohnten Straßen- oder Laufschuhen.

Den Abend verbringe ich wieder völlig barfuß. Ich genieße erneut meinen halbstündigen Spaziergang im Garten, wo mir der weiche Untergrund ein wohliges Gefühl der Entspannung schenkt. Noch 24 Stunden zuvor hatte ich befürchtet, das Experiment nicht zu Ende führen zu können, weil ich glaubte, mir an den Ballen zwei riesige Blasen gelaufen und einen Muskelfaserriss zugezogen zu haben! Jetzt sind meine Füße und Waden fast beschwerdefrei.

Tag 4: Getarnt mit „Leguanos“

Den nächsten Tag verbringe ich komplett in meinen Minimalschuhen. Auch auf Arbeit wird mein neues Schuhwerk keines Blickes gewürdigt. Ich nehme mir vor, nur noch zum nächsten Gehaltsgespräch einen klassischen Schuh zu tragen.

Unterm Schreibtisch haben meine Füße viel mehr Platz als sonst. Ich wackele mit den Zehen, stelle meinen Fuß fast senkrecht darauf und dehne sie abwechselnd. Beim Treppenlaufen spüre ich die Anspannung meiner Sehnen und Bänder. Meine Achillessehne wird beansprucht, wenn ich den Treppenabsatz nur mit dem Vorderfuß betrete und die hintere Fußhälfte nur durch die hintere Sehne und die Wadenmuskulatur hochschnellen lasse.

Zu Hause starte ich, sonst unüblich, sofort mit meinem Lauftraining. Ich kann es nicht erwarten. Wieder nur barfuß, wieder nur Laufband. Ein paar Schritte zum Aufwärmen, meine Füße sind sofort gestreckt und gedehnt, keinerlei Beschwerden zeichnen sich ab.

Kurz darauf die Beschleunigung auf zehn Stundenkilometer. Statt mit der Ferse aufzudonnern, bin ich sofort in die Mittelfußhaltung gewechselt: also ich setze ich ganze Sohle auf. Vereinzelt belaste ich sogar etwas den Vorderfuß. Mit kleinen, leichten Schritten absolviere ich mein Pensum. Die Arme liegen eng an und scheinen schwerelos zu sein. Das Laufen geschieht wie von alleine. Ich muss mich nicht konzentrieren und für das Ende motivieren.

Für dieses Mal hatte ich meinen Ballen mit einem Pflaster abgeklebt und vor dem harten Abrieb geschützt. So halten er und die Sohlen die halbe Stunde gut durch: keinerlei Druckstellen, kein bisschen Hautabrieb. Ich bin weniger erschöpft als sonst, so als ob ich auf Sparflamme gelaufen wäre. Doch die Daten des Laufbandes bestätigen, dass ich die fünf Kilometer exakt in 30 Minuten absolviert hatte.

Mein Fuß fühlt sich vorne breiter an. Meine Zehen stehen fast auseinander. Die gesamte Fußmuskulatur ist gut durchblutet und erwärmt. Ich schlafe sofort tief und fest.

Tag 5: Ich gönne mir eine Fußreflexzonen-Massage

Die Nacht war super verlaufen. Ich war nicht einmal wach geworden zwischendurch. Ich freue mich darauf, wieder nur mit der dünnen „Leguan-Socke“ zur Arbeit zu gehen. Es hatte geregnet, aber die Gummisohle ist an den Rändern ausreichend hoch gegossen worden, sodass flache, nasse Wege mir keine feuchten Füße bescheren. Nur um Pfützen muss ich einen Bogen machen.

Bei der Arbeit macht es mir immer weniger aus, öfter als gewohnt aufzustehen und umherzugehen. Früher hatte ich den ganzen Tag am Schreibtisch gesessen. Jetzt tun mir einige bewusste Schritte gut und machen Spaß. Meine Füße vermitteln mir neue Kraft. Neugierige Kollegen kläre ich über mein neues Schuhwerk auf. Wir kommen ins Gespräch. Man zeigt echtes Interesse an meinem neuen Lebensstil!

Vor Jahren hatte ich mir mal nach einer anstrengenden Wanderung eine Fußmassage gegönnt. Danach nie wieder. Einer der Kollegen ist nebenberuflich Heilpraktiker. Er berichtet mir von der Überzeugung in großen Teilen Asiens, wonach die Fußreflexzonenmassage auf der Vorstellung basiert, dass alle Organe und Muskeln des Körpers über Nervenbahnen mit den Füßen verbunden sind. In der chinesischen Medizin werden diese Bahnen Meridiane genannt.

Dabei ist der Fuß in mehrere Bereiche aufgeteilt, in denen entweder in kreisenden, anregenden (tonisierenden) Druck-Bewegungen, oder ohne Bewegung (beruhigend, sedierend) auf das erkrankte oder schmerzende Organ eingewirkt wird. Zurückgeführt wird die europäische Fußreflexzonenmassage auf die Erkenntnisse des amerikanischen Arztes Fitzgerald, der sie Anfang des 20. Jahrhunderts von den Ureinwohnern seines Heimatkontinents übernommen und dann publiziert hatte.

Typische Anwendungsbereiche sind vor allem chronische Erkrankungen des Skeletts oder der Muskulatur, Verdauungsbeschwerden, eine chronisch verstopfte Nase, Migräne, Kopfschmerzen, Menstruationsbeschwerden und Allergien. Auch bei psychischen Belastungen wie Schlafstörungen, Depression, Erschöpfungszuständen und Stress helfe die Fußreflexzonenmassage als ergänzende Therapie, so der Kollege.

Von einer Behandlung warnt er jedoch bei Brüchen oder Wunden am Fuß, Pilzbefall, einem diabetischen Fuß oder Rheuma abzusehen. Nebenwirkungen seien nicht zu erwarten.

Ich beschließe daraufhin, nach Feierabend meinen Füßen und meinem Körper etwas Gutes zu tun und vereinbare eine Massage meiner Fußreflexzonen bei einer Therapeutin. Die Dame ist sehr gründlich und erhebt zunächst einmal eine

Anamnese. Dabei fragt sie nach Beschwerden und Vorerkrankungen und nach Ausschließungsgründen.

Während der gesamten Behandlung liege ich bequem auf dem Rücken. Danach sucht sie meine Organ- und Muskelpunkte durch leichten Druck auf. Dabei orientiert sie sich am sogenannten Rasterfeld von Fitzgerald. Dieser hatte die Fußsohlen vertikal in zehn Zonen und horizontal in drei Zonen unterteilt.

Jede Zone stellt ein bestimmtes Organ oder eine Körperregion dar. Die Horizontalzonen an den Zehen repräsentieren demnach den Kopf- und Halsbereich. Der Thorax und Oberbauch werden im mittleren Teil des Fußes wiedergespiegelt. Die Ferse und der Knöchelbereich beziehen sich auf den Bauch und das Becken.

Ich lasse mir eine sedierende, d.h. beruhigende Massage meiner Magen- und Darmregion im mittleren Fußbereich und eine entspannende Behandlung meiner Bildschirm-müden Augen an den Zehen verabreichen. Die neu gewonnene Sensibilität an meinen Füßen macht die Massage zu einem Erlebnis von ungewohnter Intensität: Ich schlafe während der etwa 30-minütigen Behandlung ein, so beruhigend wirkt sie auf mich.

Danach bin ich hellwach und gehe nach Hause. Zum Abschied erhalte ich ein Paar passende Socken, auf denen meine Körperregionen auf meinen Füßen bildlich aufgedruckt sind. Für die Eigenmassage zwischendurch bekomme ich sie mit auf den Weg. Weil der medizinische Nutzen dieser Behandlung nicht eindeutig nachgewiesen ist, zahlt die Krankenkasse nicht, aber für heute habe ich meine Füße gern damit belohnt!

Tag 6: Erster Testlauf im Park

Ich wache frisch und erholt auf, völlig schmerz- und beschwerdefrei. Heute steige ich eine Bushaltestelle früher aus als notwendig und gehe vor der Arbeit einfach noch einige intensive, bewusste Schritte mehr in meinen Barfuß-Schuhen. Statt des Aufzugs nehme ich die Treppen. Ich genieße einfach das Spannungsgefühl, das sich einstellt, wenn ich nur den Vorderfuß am

Treppenabsatz aufstelle und den restlichen Körper wie an einer Sehne gezogen hochschnellen lasse.

Ich bin energiegeladen und falle nicht wie üblich in das Mittagspausenloch. Mein Rücken ist gerade, die Schultern hängen nicht mehr so.

Nach Feierabend beeile ich mich, denn ich will heute draußen laufen gehen. Da ich befürchte, mein Paar Minimalschuhe beim Laufen zu verschmutzen oder zu beschädigen und dann nicht mehr im Büro anziehen zu können, bestelle ich beim Händler in Marburg das gleiche Paar noch einmal, diesmal in einem sportlichen hellblau.

Heute müssen es nochmal die Schwarzen sein. Groß sind meine Erwartungen an die Teststrecke nicht. Nur allzu steinig, steil oder matschig sollte sie nicht sein. Deshalb laufe ich direkt vor der Haustür los, geradewegs durch meine Nachbarschaft in Richtung Stadtpark.

Offenbar ist mein Laufband doch noch etwas gefedert, denn der schnelle Lauf auf dem Asphalt ist für meine Füße doch noch ungewohnt. Um die harten Stöße von meiner Ferse zu nehmen, laufe ich schon ziemlich stark in der Mittelfußstellung, gelegentlich sogar in der Vorfußhaltung. Meine Bänder und Muskeln werden nun stärker beansprucht. Hinzu kommt der fast völlig fehlende Schutz vor Steinchen und Erhebungen. Beim normalen Gehen bleibt mir immer noch Zeit, dem Fremdkörper auszuweichen oder den Fuß entsprechend schonend aufzusetzen. Beim Laufen bleibt mir diese Zeit nicht mehr. Mehrmals bohrt sich ein Kiesel entweder in meinen Ballen oder die Ferse. Die Folge ist ein schreckhaft hochgezogener Fuß und Verlust des gleichmäßigen Schrittes. Die Gefahr, umzuknicken oder auszurutschen, begegnet mir in den neuen Schuhen dagegen kein einziges Mal.

Es gelingt mir bis zum Park nicht, meine Gedanken loszulassen, zu sehr bin ich damit beschäftigt, meinen Füßen einen gut begehbaren Untergrund herauszusuchen.

Die Wege im Park sind mit feinem Kies gestreut. Dieser macht meinen Füßen gar nichts aus. Ich werde gewagter und mache mutigere Schritte. Endlich stellt sich der kleine, fliegende Schritt ein, und ich laufe schneller.

Auf meiner dritten Runde nehme ich sogar ein paar Stufen, die ich spielend hinauf federe. Mein Kopf wird wunderbar frei beim Laufen. An einer kleinen Steigung macht sich jedoch der fehlende Halt in meinen Minimalschuhen bemerkbar: Hinauf rutsche ich leicht nach hinten, bergab rutschen meine Füße etwas nach vorne. Ich muss anhalten, um meine Laufsocken wieder zu richten. Etwas mehr Innengrip täte meinen „Leguanos“ gut.

Nach fünf Runden und eine halbe Stunde später kehre ich heim. Noch einmal passiere ich den mit Steinchen übersäten Nachhauseweg. Wieder stoße ich paar Mal mit der Sohle darauf. Also Laufen auf Asphalt macht mir keinen Spaß!

Beim Einschlafen schmerzen meine Knöchel, die Achillessehne und die Wadenmuskeln.

Tag 7: Ich brauche eine Pause

Das Aufstehen fällt mir heute schwer. Ich spüre jeden Knochen in meinen Füßen. Meine Ferse schmerzt. Waden und Achillessehnen melden sich wieder. Meine Gesäßmuskeln tun weh. Zum ersten Mal verspüre ich den Wunsch, in meine alten, bequemen Turnschuhe zu schlüpfen, um die müden Füße zu dämpfen und zu schonen.

Ich widerstehe jedoch der Versuchung und ziehe wieder meine Minimalschuhe an. Mit dem Bus fahre ich heute bis zur letzten Station und gehe nur die wenigen Meter zur Arbeit. Heute Aufzug statt Treppenhaus. Den Rest des Tages verbringe ich überwiegend sitzend auf meinem schmerzenden Hintern und meide unnötiges Aufstehen. Die schmerzenden Beine und Füße stören meine Konzentration.

Zu Hause empfinde ich beim Barfußlaufen im Garten nicht die übliche Entspannung. Laufen fällt heute definitiv aus!

Tag 8: Ich suche Anschluss an eine Barfuß-Laufgruppe

Die häufigsten Verletzungen, die beim Laufen entstehen können, sind

- gereizte Sehnen: Am meisten betroffen ist die Achillessehne. Hauptursache für Achillessehnenprobleme sind übertriebene Belastungssteigerungen, eine schwache Wadenmuskulatur und ungewohnte Laufuntergründe wie Tartan oder Sandbahnen.
- Knieschmerzen: Viele Läufer haben eine leichte Beschädigung des Knorpels unterhalb der Kniescheibe bzw. im Bereich der Kniescheibenspitze. Dadurch wird das Kniegelenk gereizt, besonders bei Druckbelastungen wie Hügel- oder Treppenläufen.
- Krämpfe: Sie sind ein Zeichen für eine Überbelastung der Muskulatur durch Elektrolyt-, Flüssigkeits- oder Sauerstoffmangel. Auch der Verlust von Mineralsalzen durch Schwitzen oder Durchblutungsstörungen durch zu enge Kleidung sind eine Erklärung dafür. Magnesium sollte nur bei nachgewiesenem Magnesiummangel zusätzlich aufgenommen werden, denn zuviel Magnesium behindert die Aufnahme von Eisen.
- Kreislaufprobleme: Häufigste Ursache dafür sind leere Kohlenhydratspeicher, weil auf nüchternen Magen losgelaufen wurde.
- Seitenstechen: Gerade Anfänger haben noch nicht ihren Atemrhythmus passend zum Lauf gefunden und atmen schlichtweg falsch. Erfahrenen Läufern sind Seitenstechen zunehmend fremd.

Heute geht es mir und meinen Füßen schon viel besser. Alles ist erholt, und der Schmerz von gestern nur noch eine dumpfe Erinnerung.

Langsames Einlaufen auf dem Laufband, barfuß, natürlich, zunächst nur drei Kilometer Walken. Meine Schritte sind noch vorsichtig. Behutsam setze ich meine Ferse auf. Noch immer keine Schmerzen. Ich werde schneller. Langsam falle ich in den Dauerlauf. Mein Fuß setzt flacher und schneller auf. Noch immer tut mir nichts weh, also Temposteigerung. Fast in der gewohnten Laufgeschwindigkeit trabe ich auf dem Band und hole nochmal fünf Kilometer raus.

Insgesamt keine Probleme! Mein Experiment kann fortgesetzt werden!

Am späten Nachmittag haben sich meine Füße und Beine so weit erholt, dass ich die Strecke von gestern im Park noch einmal in meinen „Leguanos“ abgehe. Einfach, um den asphaltierten und gekiesten Weg erneut unter meinen fast blanken Füßen zu spüren. Sie entspannen sich beim langsamen, bewussten Gehen. Sogar die Treppe lasse ich nicht aus.

Im Internet recherchiere ich nach Barfuß-Laufgruppen in meiner Nähe. Das Ergebnis: Null Treffer. Offensichtlich ist die Barfuß-Läufergemeinde bei weitem noch nicht so gut vernetzt wie die Sportschuh-Fraktion, oder das Vergnügen des gemeinsamen Barfuß-Laufens empfanden nur die prähistorischen Jäger.

Also kurz vor dem Schlafengehen nochmal raus – natürlich in Minimalschuhen – und im Supermarkt einen Zettel ans Schwarze Brett gepinnt mit dem Text „Barfußläufer, Anfänger, sucht Anschluss an nette Läufer(-gruppe) zum gemeinsamen Laufen unten ohne. Telefon:........“

Im Internet finde ich eine Story zu meinem Barfuß-Einkaufsversuch: Im August 2019 war ein barfüßiger Kunde aus dem Einkaufszentrum „Centro“ in Oberhausen geworfen worden. Die Security hatte den Mann zuvor aufgefordert, sich entweder Schuhe zu kaufen oder das „Centro“ zu verlassen.

Erst bei genauerer Betrachtung der Hausordnung sei der Geschäftsleitung aufgefallen, dass lediglich Kunden mit nacktem Oberkörper, in Badehose oder im Bikini-Oberteil der Zutritt zum Zentrum zu verwehren gewesen sei. Man entschuldigte sich bei dem Mann per Mail und lud ihn ein, jederzeit, auch barfüßig, wieder zum Einkaufen vorbei zu kommen.

Tag 9: Meine Füße verändern sich

Ich bilde mir ein, dass meine Wade größer und stärker geworden ist. Früher bildete sie nur eine Wölbung auf der Rückseite meines Unterschenkels. Nun hebt sie sich deutlicher von ihm ab und weist eine Furche auf. Meine Füße haben sich definitiv verändert: An Ferse und Ballen hat sich eine dickere Hautschicht gebildet. Es ist keine Hornhaut, sondern eine lederne Schicht hat sie überzogen.

Meine Zehen stehen weiter auseinander und haben jeweils einen eigenen, runden Zehenballen gebildet. Früher hatten sie in meinen Laufschuhen immer eng gepresst zusammengestanden. Sie hatten nicht auf einem Ballen, sondern nur mit einer dünnen Spitze den Boden berührt.

Meine nassen Fußabdrücke im Badezimmer weisen in ihrer Mitte einen Hohlraum auf. Nur der Außenrand, der Vorfußballen, die Zehen und Ferse sind zu sehen.

Ich verbringe den ganzen Tag barfuß ohne zu laufen. Auf meine Nachricht am schwarzen Brett hat noch niemand geantwortet.

Tag 10: Ich laufe viel energiesparender

Ich freue mich auf den Feierabend heute. Ich will der neugewonnenen Stärke meiner Füße neue Herausforderungen entgegenstellen.

Zuvor steige ich wieder eine Bushaltestelle zu früh aus und laufe den Rest zur Arbeit. Wo es nur geht, stehe ich am liebsten. Das Sitzen vermeide ich, wann immer es möglich ist. Botengänge übernehme ich für Kollegen freiwillig. Ich nutze dafür das Treppenhaus.

Zuhause schlüpfe ich in meine Sportklamotten und in die Barfußschuhe. Es geht wieder hinaus in den Stadtpark, dieselbe Strecke wie vier Tage zuvor. Bis ich dort angelangt bin, jogge ich leichtfüßig über den steinigen Hinweg. Ich weiche spitzen Steinen weit vorausschauend geschickt aus, und wo ich dennoch auf ein Steinchen trete, spanne ich meine Fußsohle an und laufe den Schmerz einfach aus. Meine Füße sind eindeutig stärker geworden.

Von Beginn an laufe ich in hohem Tempo. Die Arme liegen eng am Oberkörper an. Ich halte den Rücken gerade. Meine Beine verbleiben in schnellen, kurzen Schritten direkt unter der Hüfte. Ich merke, wie energiesparend diese Laufweise ist. Mein Atem und Puls bleiben relativ flach.

Runde um Runde spule ich auf diese Weise ab. Meine Füße geben die Energie, die sie beim Auftreten aufnehmen, praktisch unvermindert beim Abstoßen wieder frei. Eine volle Stunde laufe ich durch den Park. Ich überhole dabei andere Jogger in ihren High-Tech-Schuhen. Ich wirke dabei nicht halb so angestrengt wie sie. Die letzte Runde gehe ich nur noch langsam. Ich setze meine Füße ganz bewusst wieder mit der Ferse auf und rolle komplett über die Zehen ab. Die Steinchen auf dem Rückweg machen mir nichts mehr aus.

Mein Handy zeigt mir „2 Anrufe in Abwesenheit“ an. Bei meinem ersten Rückruf nimmt niemand ab. Beim zweiten geht ein Mann ran, „wegen der Läufer-Anzeige“ habe er angerufen. Zusammen mit seiner Partnerin laufe er regelmäßig im Stadtwald in der Nachbargemeinde. Er laufe dabei „immer barfuß“, sie in Barfußschuhen. Mit ihnen sei noch ein Freund unterwegs. Alle Ende 30.

Ich stimme einem Treffen für den nächsten Nachmittag auf einem Waldparkplatz zu und hoffe, es heute nicht übertrieben zu haben, damit für morgen noch genügend Reserven verbleiben.

Mein Schlaf ist tief und durchgehend.

Tag 11: Mein erstes Date mit Barfußläufern im Stadtwald

Natürlich will man sich bei seinem ersten Date nicht blamieren. Ich fühle mich, als stünde heute Nachmittag eine große Prüfung an. Beim Gehen achte ich genau auf meine Füße, ob sie von irgendwoher einen Schmerz oder eine Botschaft senden, ob meine Wade zwickt oder ein Gelenk wehtut. Aber es ist nichts! Es ist alles gut.

Heute morgen regnet es wie aus Eimern. Ich befürchte, in meinen Barfußschuhen nasse Füße zu bekommen. Zum ersten Mal seit zehn Tagen muss ich wegen der Nässe wieder die alten Straßenschuhe tragen. Meine Füße weigern sich zunächst wie ein störrisches Pferd, in die schmalen Boxen einzutreten. Zu breit und freiheitsliebend sind meine Zehen mittlerweile geworden. Sie schmerzen den ganzen Tag über in den engen Schuhen. In der Mittagspause ziehe ich sie deswegen aus. Ich empfinde sofort wieder das mir liebgewonnene Gefühl von Freiheit.

Ich schneide mir sogar die Fußnägel nach, obwohl ich das erst vor vier Tagen zuletzt gemacht hatte. Ich bin unwillkürlich im Wettkampfmodus. Ich will bei unserem ersten Treffen heute Nachmittag keinesfalls unfit oder schwächlich wirken. Typisch Mann, eben.

Auch auf dem Nachhauseweg schone ich mich. Zu groß ist die Sorge, mir im letzten Moment noch einen Splitter einzulaufen oder eine Zerrung zuzuziehen. Hoffentlich haben meine neuen Lauffreunde verstanden, dass ich noch Anfänger und erst in der zweiten Woche bin.

Am verabredeten Treffpunkt auf einem Waldparkplatz bin ich fast eine Stunde zu früh da. Bereits im Auto hatte ich meine Schuhe ausgezogen. Ich habe mich erkundigt: Grundsätzlich verbietet die Straßenverkehrsordnung nicht das Autofahren barfuß, das ist jedem freigestellt. Nervös gehe ich in meinen Barfußschuhen auf und ab, wärme mich gründlich auf, obwohl ich das sonst nie mache: Vorher ein paar Schritte kräftiges Walken, das reicht sonst völlig. Hoffentlich blamiere ich mich nicht heute.

Kurz vor der verabredeten Zeit trifft ein Kombi ein, darin ein junges, attraktives Pärchen. Sie steigt zuerst aus, erkennt mich und kommt auf mich zu. Sie trägt ein Paar Laufhosen und die Barfußschuhe mit den sichtbaren Einzelzehen von „Vibram Five Fingers". Dieser Neandertaler-Look untenrum macht sie mir sogleich sympathisch, denn wirklich schick und stylisch geht anders. Sie begrüßt mich herzlich und umarmt mich. Sie stellt sich als Johanna vor, ich solle sie Hanna nennen. Und sie freue sich, mich kennenzulernen. Leider habe der Freund heute keine Zeit gehabt hinzuzukommen.

Ihr Partner kommt nach, nachdem er seine Straßenschuhe, mit denen er das Auto gelenkt hatte, ausgezogen hat. Völlig barfuß begrüßt er mich ebenfalls ausgesprochen herzlich und vertraut. Finn sei sein Name. Wir beschließen, uns zu duzen.

Finn erkundigt sich nach meinen Lauferfahrungen und -gewohnheiten, und ich antworte wahrheitsgemäß. Beide schlagen zu Beginn einen leichten Lauf, „etwa neun Kilometer" auf weichem Waldboden vor. Jeder in seinem Lauftempo. Nach der Hälfte ist eine kurze Verschnaufpause eingeplant.

Wir laufen los. Ohne Blick auf eine Stoppuhr, einfach nur los. Finn und Johanna traben locker voraus, ich zwischen und leicht hinter ihnen. Sofort bin ich in meiner Mittelfußhaltung. Die Arme liegen eng an, das Tempo ist gut. Der Waldboden ist fantastisch, ein unglaubliches Gefühl an den Füßen. Er dämpft großartig und bietet dennoch einen fantastischen Grip. Kleine Äste oder Zweige umlaufe ich locker oder drehe meinen Fuß kurz etwas ein und bin sofort wieder im Lauf.

Finn vor mir läuft in der Vorfußhaltung. Er tritt mit den Vorderballen, fast mit den Zehen auf. Er federt jeden Schritt ab, ohne den Boden einmal richtig zu berühren. Finn wirkt dabei unglaublich kraftvoll. Hanna tritt mit dem Vorderballen und der Ferse gleichzeitig auf, so wie ich. Ihre Schritte wirken klein und leicht. Beide haben ihre Arme auch eng am Oberkörper. Überhaupt bewegt sich aufwärts der Hüfte praktisch nichts bei den beiden.

Unsere Gespräche beschränken sich auf ein „Na, geht's noch?“, oder „Gut so, und weiter!“, obwohl niemand im anaeroben Bereich und außer Atem ist. Aber ich weiß ja nicht, wie der Weg noch weiter führt und wann ich schlapp mache. Ich schaffe es nicht, von meinen Gedanken völlig losgelöst zu laufen, zu sehr konzentriere ich mich darauf, den Anschluss an meine beiden Laufpartner nicht zu verlieren. Fast ohne jedes Geräusch traben wir drei durch den Wald. Es geht eine leichte Steigung hinauf, und der federnde Finn zieht das Tempo an.

In leicht vorgebeugter Haltung und noch immer in Vorderfußstellung erklimmt Finn den Berg wie eine Ziege. Johanna folgt ihm scheinbar mühelos und hält ihren Abstand zu ihm. Ich bin noch keine Steigung barfuß gelaufen und verliere etwas den Anschluss. Höflicherweise verkürzen beide am Gipfel ihre Schritte bis ich wieder aufgeschlossen habe. Dann traben sie unvermindert weiter.

Als es anfängt, mich anzustrengen, sagt Johanna zu mir: “Noch drei Kilometer.“ Noch drei! Das heißt, mehr als die Hälfte habe ich schon hinter mir. Oder ein Drittel noch vor mir, wie man's nimmt. Auf jeden Fall war ich noch nie barfuß sechs Kilometer weit gelaufen. Ein Rekord. Mein Abstand auf die beiden beträgt etwa 15 Meter, und sie haben noch Reserven. Das sieht man an ihren Schritten, die mit geschätzten 11-12 Stundenkilometern unterwegs sind.

Meine Energie geht langsam zur Neige. Ich fange an, unsauber zu laufen und bringe mehr Muskelkraft aus den Oberschenkeln ein. Von meiner Orientierung her müssten wir bald wieder am Parkplatz herauskommen. Ich mobilisiere meine letzten Kräfte, die schlagartig in den Keller gerauscht waren. Finn und Johanna scheinen noch ewig so weiterlaufen zu können. Ich sehe keine Anzeichen von Ermüdung oder Schwäche bei den beiden.

Endlich schimmern unsere Autos zwischen den Bäumen durch. Ich gebe noch einmal alles und laufe in hohem Tempo auf unser Ziel zu. Als ich den Platz erreiche und schon auslaufen will, sehe ich mein Auto nirgends stehen. Auch das Fahrzeug meiner Laufpartner scheint verschwunden zu sein. Finn trabt ungerührt weiter, seine Frau dicht hinter ihm. Ich lasse abreißen und schaue mich um: Das ist nicht unser Parkplatz, der muss noch etwas weiter entfernt liegen! Hanna dreht sich um und bestätigt meine Befürchtung: „Noch einen Kilometer!“.

Das Wiederanlaufen fällt mir unendlich schwer, zu sehr hatte ich mich auf das vermeintliche Ziel verlassen und alle Reserven aufgebraucht. Und jetzt nochmal über 2000 Schritte! Nur sehr schwer komme ich wieder in die Gänge. Meine Entfernung zu den beiden beträgt rasch 20, 30 Meter und wächst weiter.

Ich konzentriere mich, rede mir ein, ich sei ein Jäger und jage meinem Wild hinterher. Erbarmungslos. Ausdauernd. Tödlich. Die Vorstellung, wie einst meine Ahnen durch die Wälder zu streifen auf der Jagd nach Essbarem, bringt unerwartet Energien zurück. Ich hole auf. Meine Schritte sind wieder klein, leicht und schnell. Vor mir das Wild, zwei Stück. Seit Stunden, seit Tagen auf der Flucht vor dem Jäger. Mit deutlich hörbarem Atem schließe ich zu Johanna auf. Sie blickt nur kurz seitwärts und läuft weiter.

Endlich weitet sich der Weg. Dieses Mal führt er auf den richtigen Parkplatz. Fast zeitgleich passieren wir die Schranke und laufen aus. Ziemlich atemlos bleibe ich stehen und stütze mich auf den Knien ab. Finn und Johanna kommen nur langsam zur Ruhe und wieder zu mir. Gegenseitiges Abklatschen, „Gratuliere!“, „Danke.“

Beiden hat es Spaß gemacht, besonders der Schluss, als ich „wie eine Gazelle“ angezogen sei und „echt Druck“ gemacht habe. Wir umarmen uns zum Abschied und verabreden uns zu einem erneuten Lauf am Wochenende. Als beide davon fahren, bleibe ich noch eine Weile an meinem Auto stehen. Ein intensives Gefühl durchströmt meine Beine und ich spüre: Die Hauptarbeit hatten heute meine Füße geleistet. Der Rest war ihnen nur gefolgt.

Auf super-empfindsamen Sohlen mache ich mich nach Hause, dusche dort und gehe gleich ins Bett. Ich lasse in meinem Kopf passieren, was ich inzwischen in Internet-Recherchen entdeckt habe: Den Weltrekord über die maximale Strecke in 24 Stunden ohne Schuhwerk stellte 2013 der Neuseeländer Wayne Botha auf: 211 Kilometer legte er in dieser Zeit barfuß zurück. Die Strecke absolvierte der Zahntechniker dabei auf einem Rundkurs in Auckland, den er 528-mal umrundete.

Des weiteren hält der Neuseeländer einen Weltrekord über die beste Zeit auf 100 Kilometern, die er ebenfalls barfuß absolvierte. Er sei auf einer Farm in Südafrika aufgewachsen, wo es völlig normal gewesen sei, ohne Schuhwerk unterwegs zu sein, erklärte er einem Reporter. Anfangs habe er noch gemischt trainiert: 13 Kilometer mit Schuhen, die letzten 5 Kilometer barfuß. Mit der Zeit seien seine Füße härter und unempfindlicher geworden.

Die größte Anstrengung habe er jedoch mental zu leisten gehabt: Die Vorstellung, für einen Weltrekord ohne Pause 24 Stunden lang laufen zu müssen, habe ihn in Ehrfurcht erstarren lassen, so Wayne Botha. Während des Laufs habe er sich von einem Lauf-Kontrahenten ständig die Zwischenergebnisse vom Rugby-Spiel seiner Heimat gegen Südafrika geben lassen, um sich abzulenken.

Erstaunt war er nach eigenen Angaben über den Zustand seiner Füße nach dem Lauf: nur etwas ramponiert, keine Blasen oder Schürfwunden. Er wirbt für das Barfußlaufen. Er habe angefangen zu trainieren mit 130-140 Kilometern in der Woche in Schuhen, dabei jedoch ständig Probleme mit der Achillessehne gehabt. Nachdem er völlig auf Barfuß umgestellt habe, sei er von Achilles- und Knieproblemen völlig verschont geblieben, gab er gegenüber der Zeitschrift „Spikes“ an.

Tag 12: Leichtfüßig wie ein Kind leben

Das Aufstehen fällt mir etwas schwer heute morgen. Die Füße schmerzen leicht von gestern, meine Waden sind etwas blockiert. Nach etwas Gymnastik und Dehnen geht es wieder besser. Beim Gehen in meinen Minimalschuhen von der Haltestelle zur Arbeit vergesse ich den Restschmerz und nehme sogar die Treppe. Fast alles wieder gut.

So langsam dämmert es mir, dass zu einem geänderten Laufstil auch eine geänderte Ernährungsweise passen würde: weniger Fett, mehr Eiweiß, viel weniger Zucker, viel mehr Ballaststoffe. Das Kantinenschnitzel fällt heute aus! Stattdessen gibt es einen Salat mit Putenbruststreifen. Auf das Dressing mag ich heute noch nicht verzichten.

Ich verbringe den größten Teil des Tages aufrecht auf meinen Füßen. Sie haben die gestrigen Strapazen schadlos überstanden. Trotzdem mache ich heute langsam. Erholung und Regeneration müssen sein.

Zu Hause stelle ich mich zum ersten Mal seit Monaten wieder auf die Waage. Am Anfang meines Experiments hatte sie 83,5 Kilogramm angezeigt. Heute sind es 1,5 Kilo weniger: nur noch 82! Ich bin jetzt mehr auf den Beinen unterwegs.

Mein weiteres Zwischenfazit: Ich schlafe tiefer und erholsamer. Meine Verdauung ist angeregt und regelmäßiger. Mein gesamter Körper ist gestraffter und gerader.

Auf dem Nachhauseweg hole ich meine achtjährige Nichte vom Bahnhof ab. Mein Bruder verreist über das Wochenende und gibt die Kleine in meine Obhut. Neugierig und aufmerksam nimmt sie mein neues Schuhwerk in Augenschein. Ich erkläre ihr meine neue Lebens- und Gehweise.

Spontan zieht sie ebenfalls ihre Schuhe aus und geht barfuß mit mir nach Hause. Das gefällt ihr! Völlig ungezwungen und problemlos marschiert sie mit mir über das Pflaster. Sie tritt kein einziges Mal in etwas Spitzes. An ihren Fußabdrücken, die sie nach Passieren einer kleinen Pfütze hinterlässt, erkenne ich die Abdrücke von fünf Zehen, dem Vorderballen, dem Außenrist und der Ferse. Ihre Füße sind noch völlig gesund geformt und noch nicht so zivilisationsgeschädigt wie meine. Unterwegs entledige ich mich auch noch meiner Minimalschuhe. Ich gehe nun ebenfalls pur barfuß durch die Stadt. Der direkte Kontakt meiner Sohlen mit dem harten Asphalt, der mir noch in der vorletzten Woche Probleme bereitet hatte, ist mit einem Mal angenehm. Auch die kühle Witterung macht meinen Füßen nichts mehr aus.

Mit einem barfüßigen Kind an der Seite wirkt man anscheinend nicht mehr wie ein Freak, sondern wie ein naturverbundener Familienvater, der dem Nachwuchs etwas Grundsätzliches vermittelt. Jedenfalls starrt uns niemand an. Einige lächeln sogar, als sie meine Nichte mit nackten Füßen völlig selbstverständlich voranschreiten sehen.

Den Rest des Tages verbringen wir draußen im Garten und genießen die neue Freiheit unten herum.

Tag 13: Barfuß-Schuhe für meine achtjährige Nichte kaufen

Zum Frühstück gibt es für uns beide heute mal keine Brötchen mit irgendeinem Zucker-Belag. Wir essen Müsli mit frischen Früchten und Buttermilch. Die Kleine mampft alles klaglos auf. Ich lade sie zu einem kleinen Dauerlauf im Park ein, barfuß, natürlich. Sie willigt begeistert ein.

Auf dem Hinweg zum Park gehen wir ein paar gedehnte Schritte und machen einige Gymnastikübungen. Dann laufen wir in gemächlichem Tempo unsere Runde. Meine Nichte hält klasse mit. Ihre Schritte sind klein und verbleiben unterhalb der Hüfte. Sie läuft überraschenderweise in Vorderfußhaltung. Nur der Vorderballen und die Zehen berühren den Boden.

Die gestrige Pause hatte meinen Füßen gut getan. Heute sind sie völlig beschwerdefrei. Sie schenken mir einen ruhigen, gleichmäßigen Lauf. Leichte Tempo-Variationen macht meine Nichte klaglos mit. Meist trabt sie vor mir her. Das Laufen scheint ihr gar nichts auszumachen. Fünf Kilometer in handgestoppten 36 Minuten sind eine klasse Zeit. Unsere vier Füße haben keine einzige Schramme oder Blase davongetragen.

Zu Hause telefoniert meine Nichte mit ihrem Papa. Sie berichtet begeistert von unseren sportlichen Aktivitäten. Früher sind wir mittags immer in eine Burger-Bude gefahren. Das war praktisch und schmeckte immer. Heute kochen wir selbst. Es gibt Kartoffeln mit Ei und Spinat. Zu meiner Überraschung schmeckt es sogar der Kleinen.

Seit sie hier ist, hat sie ihre Schuhe noch nicht einmal ausgepackt. Kindern scheint das Natürliche am Barfußgehen noch nicht abhanden gekommen zu sein.

Um ihr den Spaß an dem neuen Geh-Gefühl zu erhalten, gönnen wir uns beide noch eine Fußreflexzonenmassage bei der Therapeutin, die mir am Ende der ersten Woche so viel Gutes getan hatte. Während ich mir erneut die Augen entspannen lasse und fast dabei einschlafe, lässt sich meine Nichte Verspannungen an den Armen und Schultern, die vom täglichen Tragen des Schulranzen herrühren, am Außenrist ihrer Füße lockern.

Ihr Papa hatte sein Einverständnis dazu gegeben, dass sie künftig nicht mehr so viel in festem Schuhwerk unterwegs ist. So fahren wir wieder nach Marburg in den Schuhladen mit den „Leguano"-Strumpfschuhen.

Die fröhliche Verkäuferin erläutert meiner Nichte und mir die fünf wichtigsten Punkte für einen guten Laufkinderschuh:

Das Wichtigste bei einem guten Kinderschuh ist die weiche und flexible Sohle. Nur wenn sie sich ohne großen Kraftaufwand von Hand biegen lässt, lernt der Kinderfuß das Abrollen.

Die Sohle sollte absolut flach sein, also mit Null-Absatz versehen sein.

Das Obermaterial sollte ebenfalls weich und flexibel sein, um den Fuß und die Zehen nicht einzuengen. Das ermöglicht dem Fuß eine Bewegungsfreiheit in alle Richtungen.

Wenn das Obermaterial zudem noch atmungsaktiv ist, dann schützt es zusätzlich noch vor Schweiß und Fußpilz.

Auch wenn es die Sportschuh-Industrie suggeriert: Spezielle Einlegesohlen oder stützende Polster sind überflüssig.

Denn nur ohne sie kann der Fuß eine gute Fußmuskulatur aufbauen.

Wichtig ist es gerade bei Kindern, immer einen großzügigen Schuh auszuwählen, denn im Schnitt wachsen ihre Füße bis zum 16. Lebensjahr einen Millimeter im Monat. Erst mit etwa 10 Jahren vermittelt das Nervensystem dem Hirn, dass „der Schuh drückt“. Vorher wird diese Information leider noch nicht übermittelt und ignoriert.

Daher empfiehlt es sich, im Alter von sechs bis zehn Jahren die Fußgröße alle fünf Monate zu überprüfen und gegebenenfalls einen passenden Schuh nachzukaufen.

Wir erstehen nach sorgfältiger Größenermittlung einen knöchelhohen, turnschuhähnlichen Barfußschuh, der farblich dem Geschmack meiner Nichte entgegenkommt und verbringen den Rest des Tages in unseren Minimalschuhen.

Da wir uns heute körperlich eher geschont hatten, gibt es zum Abendbrot einen Salat mit Putenbruststreifen.

Tag 14: Ich laufe mit meiner Nichte im Wald

Schon kurz nach dem Aufstehen verlangt meine Nichte einen weiteren Lauf, dieses Mal in ihren neuen Schuhen. Die restlichen Putenbruststreifen von gestern Abend gibt es auf einem Knäckebrot, dazu Orangensaft, dann geht's los.

Da die Knochen von Kindern noch nicht völlig ausgehärtet, sondern noch weich und flexibel sind, fahren wir zum Laufen in den Wald, um die Dämpfung des Waldbodens zu erleben.

Im Grunde kann das Vordehnen und Aufwärmen entfallen, denn beim Barfußlaufen werden keine großen Schritte gemacht. Und schließlich hatten sich unsere vorzeitlichen Jäger auch nicht vorher aufgewärmt, bevor es auf die Antilopen- oder Mammutjagd ging. Sie waren immer spontan in einen Dauerlauf oder kurzen Sprint gewechselt. Das Laufen steckt in der Natur des Menschen.

Wir laufen also sofort los. Ich gebe ein ordentliches Tempo vor und will sehen, wie weit die Achtjährige mitkommt. Immer nur so schnell, dass man sich noch in kurzen Sätzen unterhalten oder austauschen kann, ohne außer Atem zu kommen oder Seitenstechen zu kriegen. Wenn man darauf achtet, dann läuft man automatisch nicht zu schnell, sondern teilt seine Luft klug ein.

Unsere Barfußschuhe vermitteln uns einen fast ungetrübten Eindruck des Untergrundes. Wir traben nebeneinander durch den Wald. Die Arme liegen eng am Körper. Wir sind sparsam in den Bewegungen. Die Kleine läuft die ersten fünf Kilometer ohne erkennbare Schwierigkeiten. Sie atmet gleichmäßig. Ihr Blick ist konzentriert. Erst danach fällt sie etwas zurück, aber noch ohne Klagen. Ich verringere das Tempo etwas und lasse sie wieder zu mir aufschließen. Weiter geht's.

An einer Gabelung nehme ich den kürzeren Weg zurück zum Auto und ermuntere meine Nichte, jetzt durchzuhalten und nicht schlapp zu machen. Mittlerweile läuft sie nicht mehr durchgehend auf dem Vorfuß, sondern setzt mit dem Ballen und der Ferse gleichzeitig auf. Offenbar lassen Spannkraft und Muskulatur, die die gesamte Energie im Vorfuß aufnehmen, langsam nach.

Ich will ihr den Spaß am Barfußlaufen nicht nehmen und lasse das Tempo jetzt ganz langsam ausklingen. So, als ob wir bereits am Ziel seien, verfalle ich in ein rasches Gehen. Meine Nichte geht ebenfalls in ein Schreiten über und fasst mich kurz an der Hand – ein kleines Dankeschön. Ich lobe sie über alle Maßen und bewundere ihre Ausdauer, während wir das letzte Stück in großen, raumgreifenden Schritten zurücklegen.

Am Auto inspizieren wir unsere Fußsohlen: Alle vier sind unversehrt, ohne Rötungen oder Blasen. Die Schuhe haben sie vor äußeren Einflüssen bewahrt. Auf dem Rückweg schläft die Kleine sofort ein muss von mir hoch getragen werden. Den restlichen Tag verbringt sie dösend auf dem Sofa. Das Mittagessen fällt heute aus.

Ich koche abends eine Bulgurpfanne mit Zucchini, Paprika, Tomate und Gurke. Dazu gibt es Wasser mit einem Schuss Zitrone. Alles wird bis auf den letzten Rest verputzt. Wir verbingen den Abend damit, uns Videos mit Barfußläufern anzuschauen.

Tag 15: Muskelkater

Auch Kinder können Muskelkater bekommen. Meine Nichte stolziert mit steifen Beinen wie ein Storch umher. Ihre Wadenmuskeln sind steinhart. Jahrelang war man der Ansicht, dass die Milchsäure, auch Laktat genannt, die in den Muskeln gebildet wurde, nicht schnell genug abgebaut würde und den Muskel übersäuere.

Doch die höchsten Laktat-Werte werden beim 400-Meter-Lauf gebildet, und niemand klagt dort hinterher über dauerhafte Muskelschmerzen oder -kater. Außerdem halbiert sich der Laktatgehalt nach der Belastung alle 20 Minuten, obwohl der Muskelkater meist erst nach etlichen Stunden oder Tagen auftritt.

Es ist ganz einfach: Durch die ungewohnte Belastung kommt es innerhalb des Muskelgewebes zu winzigen Verletzungen und Mikroentzündungen. Gewebewasser dringt allmählich in die kleinen Risse ein und löst einen Dehnungsschmerz aus. Klingen die Entzündungen ab und sind die Risse wieder verheilt, dann lässt auch der Muskelkater nach.

Meine Nichte klagt jedoch nicht. Sie ist stolz darauf, so lange und weit „wie ein Pferd“ gelaufen zu sein, nachdem ich ihr von den Ausdauerfähigkeiten der menschlichen Füße berichtet hatte, die die von Tieren übersteigen.

Massagen oder warme Bäder beschleunigen übrigens den Heilungsprozess keineswegs. Sie können nur den Schmerz etwas lindern. Die Heilung hat ihr eigenes Tempo.

Zum Frühstück gibt es ganz leicht gesüßten Quark mit frischem Obst – Proteine zur direkten Reparatur der Muskeln.

Mir hat der gestrige Lauf gut getan. Meine Füße und Beine fühlen sich kraftvoll und geladen an. Und nochmal ein halbes Kilo weniger auf der Waage, das macht die Umstellung meiner Ernährung.

Gegen Nachmittag lassen die Muskelschmerzen bei meiner Nichte nach. Kinder regenerieren viel schneller als Alte. Fast völlig unversehrt übergebe ich sie am Abend wieder ihrem Vater. Er hat vom Barfußlaufen noch nie etwas gehört. So etwas mache man doch nur noch „in Afrika“, meint er. Die Kleine ist jedoch in den vergangenen zwei Tagen derart „angefixt“ worden, dass sie solch ungebildeten Ansichten jede Menge Argumente entgegenzusetzen hat. Viel Spaß damit, kleiner Bruder!

In der Abenddämmerung, die noch genügend Sicht bietet, laufe ich noch ein paar Runden ganz barfuß im Park. Meine Sohlen sind mittlerweile derart abgehärtet, dass ihnen ein paar Steinchen nichts mehr ausmachen. Die Stufen im Freizeitgelände federe ich leichtfüßig hinauf. Ich genieße die Blicke der übrigen Läufer in ihren High-Tech-Schuhen.

Zum Abendessen gönne ich mir ein paar Spiegeleier und ein alkoholfreies, isotonisches Bier, sonst nichts.

Tag 16: Mir fehlt noch die Lederhaut

2017 war der deutsche Barfußläufer Aldo Berti die Strecke von der Insel Rügen bis nach Einsiedeln in der Schweiz in 86 Tagen gelaufen. Er hatte dabei 2120 Kilometer zurückgelegt – Weltrekord! Den größten Schmerz verspürte der Athlet dabei weniger in seinen Füßen als viel mehr im Genick: “Man muss den Blick immer auf den Boden richten, schließlich muss man sehen, wo man hintritt“, gab er im Interview an. Ganz ohne Blessuren überstanden seine Füße die Strapazen trotzdem nicht: Einige Blasen und Schürfwunden waren der Preis für den Eintrag ins Guinness-Buch der Rekorde. Statt spröder Hornhaut schützt mittlerweile eine verdichtete Lederhaut seine Sohlen vor Fremdkörpern.

Meine Fußsohlen sind noch lange nicht soweit. Im Moment schützen sie sich noch mit bloßer Hornhaut an Zehen,

Ballen und Ferse vor Steinchen und Dornen. Das Fußgewölbe ist noch immer äußerst empfindlich. Es hat Fremdkörpern noch gar nichts entgegenzusetzen.

Ich koche mir einen Haferbrei und versüße ihn mit Obst, schnell verfügbaren Kohlenhydraten.

Wie immer steige ich zwei Busstationen früher aus und laufe in meinen Barfuß-Schuhen den Rest zur Arbeit. Die Stufen hinauf bis in den fünften Stock machen mir nichts mehr aus. Ich verbringe die meiste Zeit des Tages im Stehen, soweit das möglich ist.

Die Kantine hat mir heute nichts zu bieten: Alles ist entweder frittiert oder in Soße ertränkt. Ich wähle einen Smoothie zum Mittagessen.

Tag 17: Ich jage eine Elchkuh am Main-Ufer

Heute morgen ist es überraschend kalt draußen. Meine Morgenrunde im Garten vor dem Frühstück breche ich nach wenigen Minuten wegen eiskalter Füße ab.

Mir stellt sich die Frage, wie lange ein Mensch barfuß im Schnee oder Eis laufen kann. Im Februar 2012 stellte der Physiotherapeut Kai Martin aus Güstrow einen Weltrekord im Barfußlaufen auf Schnee auf. Die fünf Kilometer lange Strecke aus Kunstschnee im Alpincenter Wittenburg legte der 49-jährige in 23 Minuten und 42 Sekunden zurück. Ein Teilnehmer hatte sich dabei die Füße blutig gelaufen. Er musste ambulant versorgt werden. Dem Rest der Läufergruppe konnte eine Wanne mit lauwarmen Wasser wieder auf die Beine helfen.

In den „Leguano"-Socken ist es schon viel besser. Den Rest an Erträglichkeit verschafft mir die wärmende Fußmuskulatur. Sie stellt sich ein, wenn ich ganz bewusst meinen Fuß aufsetze und ihn komplett bis über die Zehen abrolle.

Ich bin heute wieder mit Finn und Johanna zum Laufen verabredet. Ich bin immer noch gespannt, aber lange nicht mehr so nervös wie vor unserem ersten Treffen. Ich weiß inzwischen, was ich laufen und leisten kann.

Nachmittags treffen wir uns am Ufer des Main. Mit ihnen erscheint ein dritter Läufer, Tim. Wir begrüßen uns wie alte Bekannte. Finn hat wieder unten herum nichts an. Hanna trägt ihre „Vibram Five Fingers“ im Neandertaler-Look. Tim läuft in einem Paar Barfußschuhe von „Saguaro“ mit angedeuteten Zehen. Ich erscheine in meinen Leguanen in marineblau.

Geplant ist heute die Strecke von Frankfurt nach Mühlheim. Sie führt immer am Main-Ufer entlang. Flaches, überwiegend asphaltiertes oder leicht gekiestes Gelände, etwa 17 bis 18 Kilometer lang.

Wir laufen los, Finn vorneweg. Ihm folgen Tim, dann Hanna und ich am Ende. Die Strecke ist fantastisch und wie gemacht zum Barfußlaufen. Man sieht auf dem hellen Boden jedes Hindernis und jede Delle. Der breite Fußweg lädt zum Nebeneinanderlaufen ein.

Ich bin sofort in meinem Rhythmus und brauche nur kurz, um mich wohlzufühlen. Unser Quartett ist flott unterwegs. In kleinen, schnellen Schritten spulen wir Kilometer um Kilometer ab. Unser Atem geht kurz und gleichmäßig. Wir schweigen.

Die ersten fünf Kilometer fliegen nur so an uns vorbei. Wir überholen Gelegenheits- und Hobbyläufer und sind sogar schneller als manch großer Tanker, der auf dem Main unterwegs ist.

Mittlerweile laufen Hanna, Tim und ich nebeneinander hinter Finn, der das Tempo vorgibt. Mit seiner federnden Vorfußhaltung wirkt er schier unerschöpfbar. Wir drei Übrigen laufen mehr oder weniger auf dem Ballen und der Ferse gleichzeitig. Auch das verursacht keine harten Stöße, es erscheint weich und flüssig.

Nach etwa zehn Kilometern wird es langsam mühevoller. Ich war mehrmals an einer kleinen Bodenschwelle mit meinen gummierten Sohlen hängengeblieben und hatte einige Schritte gebraucht, um meinen Rhythmus und meine Konzentration wiederzufinden.

Trotzdem befinde ich mich an zweiter Position hinter Finn und noch vor Johanna und Tim. Die ersten aufmunternden

Worte werden gewechselt: „Und, geht's noch?“, „Alles klar bei Dir?“, „Super Lauf!“.

Ich stelle mir uns wieder als steinzeitliche Jäger-Gruppe vor, die ihren Stamm vor dem Verhungern bewahren will und dafür Fleisch besorgen muss. Unsere Beute ist eine Rentierherde, ein starkes Rudel, angeführt vom Leit-Hirsch, einem erfahrenen Bullen. Zunächst hatte die Herde mit etwa 60 Stundenkilometern einen gewaltigen Vorsprung vor uns herausgeholt und war in einen ruhigen Trab mit gelegentlichem Verweilen verfallen. Wir dagegen blieben mit gleichbleibendem, eintönigen Tempo an ihnen dran.

Der Vorsprung schmilzt. Die Herde lässt uns scheinbar etwas aufholen. Dann galoppiert der Bulle wieder voran, die Tiere folgen ihm. Die Jäger folgen den Tieren. So geht es stundenlang. Die Tiere rennen voran, halten kurz, nehmen die Witterung auf und verharren, bis sie uns wieder herankommen sehen, um dann wieder loszustürmen. Unser Quartett bleibt eisern dran. Keine Schwäche, kein Nachlassen. Abwechselnd übernimmt ein Anderer die Führungsarbeit. Der Rest folgt in seinem Windschatten.

Zum ersten Mal holen die Tiere nicht mehr den großen Vorsprung bei ihren Sprints heraus. Sie werden langsamer und traben mittlerweile fast durchgehend. Der Leitbulle ist irritiert: In der weiten Steppe war ihnen noch nie ein Jäger so beharrlich und ausdauernd gefolgt, und die Dunkelheit ist noch fern. Das Rudel fängt an, Haken zu schlagen. Im Zick-Zack geht es vorbei am Ortsschild „Offenbach“. Das Hufgetrappel ist mittlerweile durchgehend zu hören.

Als seien die Jäger bisher im Schongang unterwegs gewesen, erhöht ihr Anführer plötzlich das Lauf-Tempo. Die Beute wird langsamer und schwächer. Ein Tier, eine Kuh, reißt plötzlich ab. Die Jäger trennen sie vom Rest der Herde und verfolgen sie einzeln. Die arme Hirschkuh trabt nur noch so schnell, dass kein Jäger sie ergreifen kann. Aber das einst so stolze Tier ist langsam am Ende und schlägt auf der Flucht Haken, statt geradeaus zu laufen.

Die Gespräche und die aufmunternden Worte in der Gruppe sind verstummt. Wie in einem Geheimabkommen haben alle vier Läufer ihr Tempo gesteigert, die Gesichter sind grimmig und entschlossen. Selbst Johanna scheint vom Jagdfieber gepackt, jedenfalls zieht sie das Quartett gnadenlos mit, als sie die Führung übernimmt.

Die Elchkuh flieht entlang der Schleuse Rumpenheim, kurz vor Mühlheim. Die Jäger kommen näher. Die Gruppe teilt sich auf, Tim und ich auf der linken, Hanna und Finn auf der rechten Seite des Weges. Unsere Schritte sind kurz und schnell. Wir überholen andere Läufer, sogar langsame Radfahrer, immer hinter der Beute her.

Für das Tier gibt es kein Entkommen mehr. Seine Reserven sind aufgebraucht. Die der Jäger scheinen unendlich zu sein, jedenfalls ist keinerlei Ermüdung oder Erschöpfung an ihnen auszumachen. Noch vor Wochen wäre ich bei dem Tempo in meinen High-Tech-Schuhen zusammengebrochen. Jetzt hetze ich ein Rentier zusammen mit drei anderen Läufern.

Die ersten Häuser von Mühlheim erscheinen rechts. Links führt der Main. Das Ziel ist zum Greifen nah.

Noch einmal wird das Tempo angezogen, wir sprinten fast. Die Kuh ist an der Stadtgrenze stehengeblieben und hat aufgegeben. Sie ist bereit erlegt zu werden. Als wäre ein Startschuss gefallen, hetzen alle vier Jäger auf das Ziel zu, Finn ist der Stärkste. Er setzt sich Zentimeter um Zentimeter von den übrigen ab und rennt auf das Ortsschild von Mühlheim zu. Wir drei sind ihm dicht auf den Fersen.

Mit einem Urschrei passiere ich die Stadtgrenze und laufe langsam aus. Der Rest trabt ebenfalls noch einige Schritte.

Gegenseitiges Abklatschen und Gratulieren. Die Jagd ist zu Ende. Außer mir hat natürlich keiner die Kuh gesehen, aber alle spüren, dass diesem Lauf etwas innegewohnt hatte, eine spirituelle Verbindung oder Einigkeit.

Finns Füße sehen arg ramponiert aus. Vor lauter Ehrgeiz hatte er die Risse an den Fersen und seine Blessuren an beiden Großzehen ignoriert und sich kleine Steinchen und Splitter eingelaufen. Jetzt humpelt er und begutachtet seine Sohlen. Aus einer kleinen eingenähten Tasche in meiner Laufhose hole ich eine Pinzette und einen Wundkleber hervor. Johanna operiert schließlich neun Steinchen und zwei Holzsplitter heraus. Die Risse werden gereinigt und mit dem Wundkleber versorgt. Alles wieder gut.

An einem Gasthof in Ufernähe komme ich doch noch zu meiner Kuh. Ein ganz mageres Rindersteak mit ein paar Kartoffeln stillen meinen Energiebedarf.

Zurück geht es mit der S-Bahn. Beim Abschied meint Tim, das sei „der beste Lauf gewesen", den er je unternommen habe.

Zu Hause lege ich mich sofort hin. Ich falle in einen tiefen und erholsamen Schlaf.

Tag 18: Meine „Leguanos" lösen sich auf

Bis in die Barockzeit war es in Europa durchaus üblich, den Jakobsweg nach Santiago de Compostela barfuß zu pilgern. Dies geschah weniger aus Mangel an geeignetem Schuhwerk, vielmehr aus einem Überfluss an Frömmigkeit und Bußfertigkeit. Inzwischen nimmt die Anzahl der Gläubigen und Abenteurer, die dieses Wagnis barfüßig angehen, stetig zu. Ihnen rate ich eine besonders sorgfältige Reisevorbereitung an: Sie sollten nur wenig asphaltierte Wege wählen oder jedenfalls anfangs nur Teilstrecken ohne Schuhe laufen und sich erst im Verlauf der Reise zum kompletten Barfußlaufen steigern. Ab dem Frühjahr herrschen in Spanien meist hohe Temperaturen. Bei der meist asphaltierten letzten Wegstrecke besteht zudem die Gefahr, sich die blanken Füße zu verbrennen. Ein Paar Barfußschuhe gehören einfach in jedes Gepäck!

Beim Aufstehen verspüre ich nur einen leichten Schmerz vom gestrigen Lauf. Kein Vergleich zu den Muskelkater-Lähmungen, die ich früher nach einem anstrengenden Training durchmachen musste. Meine Sohlen haben mittlerweile eine weiche Hornhaut gebildet, eine Art Polster. Es macht mich unempfindlicher gegenüber kleinen Fremdkörpern. Und es sensibilisiert mich für die Untergründe, auf denen ich mich bewege.

Ich nehme die feinsten Krümel auf dem Boden wahr, aber tue mir nicht mehr im geringsten weh, wenn ich den Schotterweg zu unserer Mülltonne beschreite.

Meine „Leguano“-Barfußschuhe haben dagegen gelitten. Die Naht zwischen der Gummisohle und der Stricksocke löst sich langsam auf. Der Stoff im Zehenbereich ist etwas ausgeleiert. Zum Gehen scheinen mir meine Leguane geeignet, zum sportlichen Laufen dagegen nicht. Mich reizt ein sportlicheres Modell, eins von „Vivobarefoot“.

Ich werde heute den ganzen Tag nur gehen oder stehen und vermeiden, mich hinzusetzen oder zu legen. Im Bus setze ich mich erst gar nicht. Ich steige wie gewohnt zwei Stationen früher aus und gehe den Rest zu Fuß. Treppenhaus statt Fahrstuhl, aber das mache ich ja nun seit zwei Wochen so.

Mein Schreibtisch ist höhenverstellbar. Ich arbeite im Stehen. Anerkennende Blicke von den Kollegen. Einige meinen, ich sehe fitter und gesünder aus. Aus der Kantine nehme ich mein Essen, Fisch mit Kartoffeln, mit nach draußen. Ich verzehre alles, während ich auf dem Firmengelände herumspaziere.

Mittagsmüdigkeit, vor allem nach dem Essen, empfinde ich keine mehr. Danach stelle ich mir einen Karton Druckerpapier unter den Schreibtisch. Abwechselnd stelle ich einen Fuß darauf und entlaste ihn. Die Arbeit erledigt sich wie von selbst. Ich bin kreativ und konzentriert.

Heute mache ich eine Stunde früher Schluss. Ich gehe den ganzen Heimweg zu Fuß zurück. Fast eineinhalb Stunden genieße ich meinen Feierabend Schritt für Schritt und bin immer noch erholt.

Zu Hause bereite ich mir einen Salat. Ich esse ihn draußen im Garten, alles im Stehen. Den Laptop stelle ich in der Küche auf den Tresen. Ich beantworte meine Mails in aufrechter Körperhaltung.

Gegen Abend bekomme ich etwas schwere Beine und gehe ins Bett. Wieder schlafe ich tief und erholsam. Ich kann mich nicht erinnern, in den vergangenen Wochen, in denen ich mit dem Barfußlaufen anfing, irgendwie schlecht geträumt zu haben.

Tag 19: Sind Pausentage wirklich nötig?

Meine neuen Barfußschuhe von „Vivobarefoot" sind da! Sie sind etwas fester als meine Leguane, aber immer noch sehr bequem. Ich verspüre keinerlei Druck oder Enge. Gleich hinaus auf den fein gekiesten Parkweg zum Einlaufen, und ich brauche keine 200 Meter, um mich an das neue Schuhwerk zu gewöhnen: flach, ungedämpft, genug Freiraum für die Zehen und genügend Schutz vor Fremdkörpern.

Meine Füße sind jedoch mittlerweile derart feinfühlig geworden, dass sie die paar Gramm Zusatzgewicht, die die neuen Schuhe mit sich bringen, sofort erfühlen. Beim Auf- und Abstieg bemerke ich den viel besseren Halt im Schuh.

Experten warnen davor, jeden Tag laufen oder joggen zu gehen. Wer jeden Tag das gleiche Cardio-Training absolviert, der verhindert die Regeneration der Muskeln und baut sie sogar ab, weil sich der Körper die Energie aus dem Protein der Muskeln holt.

Daher ist ein Ruhetag in der Woche angesagt, an dem auf das Ausdauer-Training verzichtet wird. Nach Angaben von Professor Wessinghage, einem deutschen Mediziner und ehemaligen Leichtathleten, muss man zweimal pro Woche trainieren, um die muskulären Fähigkeiten zu erhalten. Bei drei Einheiten pro Woche verbessert man sie.

Einen Trend, der seit einigen Jahren kursiert, den Streak Running, feiert die Laufgemeinde. Dabei wird jeden, wirklich jeden Tag, gelaufen. Die Running-Vereinigung der Streaker (von englisch Streifen oder Serie) gibt als Bedingung vor:

- Der Lauf muss täglich zwischen 0 und 24 Uhr erfolgen.
- Der Lauf muss mindestens eine Meile, das entspricht 1,6 Kilometer, lang sein.

- Er muss ohne technische Hilfsmittel oder fremde Unterstützung stattfinden.

Dabei gibt es zahllose Variationen: Der Adventsstreak, bei dem man täglich so viele Kilometer laufen sollte, wie es der Tag verlangt, also einen Kilometer am 1. Dezember und vierundzwanzig Kilometer am Heilig Abend. Das sind zusammen 372 Kilometer – in weniger als einem Monat!

Ich beende meinen Lauf nach fast 70 Minuten. Meine Beine sind etwas schwer und müde. Ich werde morgen einen Tag Pause einlegen.

Tag 20: Pausentag

Obwohl ich heute schon wieder laufen könnte, beherzige ich die Ratschläge der Experten und setze einen Tag das Laufen aus. Natürlich bleibe ich in meinen Minimal-Schuhen, aber ich nutze doch hin und wieder einen Stuhl oder strecke die Beine lang. Zu essen gibt es viel Eiweiß und nur wenig Kohlenhydrate.

Ich klicke mich abends im Internet durch Barfuß-Stories: Im Juli 2010 wurde auf den Bahamas der meistgesuchte Teenager der USA endlich gefasst: Colton Harris-Moore, genannt der „barefoot bandit". Als 19-jähriger wurden ihm bereits 60 Verbrechen zur Last gelegt, vor allem Diebstähle von hochwertigen Sportflugzeugen und -booten, die er auf der Flucht vor der Polizei zuverlässig in Schrott verwandelte.

Die meisten seiner Coups beging er barfuß. An fast allen Tatorten hinterließ er seine charakteristischen Fußabdrücke. Nach einem Einbruch in einem Supermarkt in Washington verspottete er die ermittelnden Beamten mit einer Kreidezeichnung seines Fußumrisses. Dem archaischen Spurenbild stellte er moderne Kommunikationsmittel zur Seite: seine Facebook-Seite, die er auf seiner Flucht laufend unterhielt. Sie wird von über 25.000 Followern geteilt. Hollywood hat sich die Rechte an dieser Story gesichert.

Tag 21: Indoortraining - 30 Minuten Treppenlauf

Die Erholung gestern hat mir gut getan. Ich verspüre keinerlei Müdigkeit oder Schwäche mehr in meinen Beinen. Telefonisch vereinbare ich mit Finn und Johanna einen weiteren Lauf für morgen. Ich freue mich auf meine Laufeinheit nach dem Feierabend heute. Der Wetterbericht kündigt aber Starkregenfälle für den Nachmittag und Abend an, und bei Regen mag ich nicht laufen.

In der Mittagspause ziehe ich einen alten Trainingsanzug, der schon ewig in meinem Büro hängt, an. Ich laufe 30 Minuten lang durch das Treppenhaus. 15 Stockwerke, genau 575 Stufen. Anfangs federe ich noch leichtfüßig hinauf und genauso wieder runter. Aber bereits nach zehn Minuten lassen sowohl mein Abstiegstempo als auch der Laufstil erkennbar nach. Ich trete mit dem gesamten Fuß auf, um meine Achillessehne und Waden etwas zu schonen. Durch das Halten am Geländer verringere ich etwas mein Gewicht.

Die Atmung geht nur noch stoßweise. Ich muss mich wirklich zusammenreißen, um die Herausforderung zu bestehen. An den Podesten, also den Bereichen zwischen den Stufen, gehe ich nach zwanzig Minuten nur noch, um mich dann wieder ein weiteres Stockwerk hinauf zu quälen.

Nach dreißig Minuten gehe ich wie auf rohen Eiern. Von der Ferse bis hinauf zum Po ist alles angespannt und verkrampft.

Ich schraube meinen Schreibtisch wieder runter und verbringe den Rest meines Arbeitstages im Sitzen und unter Vermeidung jeglicher läuferischer Aktivitäten. Der Gang zur Toilette wirkt auf Außenstehende, als litte ich unter Magenkrämpfen.

Zu Hause gönne ich mir zur Entspannung der völlig verkrampften Ober- und Unterschenkel-, sowie Gesäßmuskulatur ein warmes Bad und eine anschließende Massage mit Franzbranntwein. Zum ersten Mal in den drei Wochen schlafe ich mit Beinschmerzen ein. Ich erwache von einem leichten Krampf in der linken Wade.

Tag 22: Voll verkatert

Als erstes sage ich Finn und Johanna per SMS für heute ab. Ich habe noch keine Idee, wie ich zur Arbeit kommen soll. Das Beugen der Knie bereitet mir ernsthafte Probleme. Ich überlege kurz, ganz ohne Hose das Haus zu verlassen.

Aus Rücksicht auf meine Mitmenschen und Kollegen steige ich dann doch noch in ein bequemes Beinkleid und nehme den Bus. Keinen Meter zu früh steige ich aus. Für die Strecke auf die gegenüber liegende Straßenseite brauche ich eine gefühlte Ewigkeit.

Ob ich angeschossen worden oder einem Schlaganfall erlegen sei, werde ich gefragt. „Nein, Sport gemacht", gebe ich zur Antwort.

Den Tag verbringe ich mit weit ausgestreckten Beinen unter dem Tisch. In der Mittagspause fahre ich mit dem Bus in die Stadt und humpele in ein Thai-Studio. Die 30-Minuten-Massage kostet dreißig Euro. Ich lasse mir von ein paar erfahrenen Händen die gröbsten Schmerzen aus den Beinen wegkneten. Mit der deutlich gelockerten Muskulatur laufe ich fast wieder normal umher. Ich mische mich unter die Bevölkerung, ohne Aufsehen zu erregen.

Abends gelingen mir schon wieder ein paar Kniebeuge. Das Schlimmste ist überstanden.

Wieder recherchiere ich im Internet nach Barfuß-Stories: Barfüßig überlebte im Januar 2015 ein siebenjähriges Mädchen den Absturz der elterlichen Propeller-Maschine im Bundesstaat Kentucky. Nur mit einer Socke an den Füßen kletterte die Kleine aus dem Wrack der Maschine als einzige Überlebende. Sie wanderte bei eisiger Kälte durch die Wälder Lyon Countys, bis sie schließlich an einer beleuchteten Waldhütte Hilfe fand.

Elf Tage barfuß überlebte eine Vierjährige, die in der russischen Teilrepublik Jakutien sich auf den Weg machte, ihren Vater im benachbarten Dorf zu besuchen und sich schließlich verirrte. Bei eisiger Kälte und Temperaturen von unter Null hatten die Suchmannschaften bereits alle Hoffnungen aufgegeben, als plötzlich der kleine Hundewelpe, der Karina begleitet hatte, auftauchte und den Rettern einen Weg wies.

Barfußspuren eines Kindes führten zu einer Stelle, an der die Vierjährige völlig schwach, blass, ausgezehrt und ohne Schuhe gefunden wurde. „Ein Erwachsener hätte das nicht überlebt", so ein Sprecher des regionalen Rettungsdienstes. Ernährt hatte sich die Kleine von Beeren und Flusswasser. Im Krankenhaus erholte sich Karina von den Strapazen. Nur ihre Füße seien noch etwas wund, so die behandelnden Ärzte.

Tag 23: Ich erhole mich schneller

Offenbar regeneriert sich mein Körper inzwischen schneller als früher. Noch vor ein paar Wochen wäre ich tagelang ausgefallen und hätte vermutlich wieder bei Null angefangen. Aber heute sind die Schmerzen fast komplett verschwunden. Ich ziehe erwartungsfroh meine Barfußschuhe wieder an.

Ein kleiner, lockerer Lauf im Park mit ein paar Temposteigerungen, danach wieder ein paar Minuten Gehen mit weit ausholenden, gedehnten Schritten, um dann erneut in einen lockeren Trab zu fallen. Nach einer Stunde stelle ich fest, dass alles wieder gut ist.

Haferflocken, Nüsse und Buttermilch zur Versorgung meines Energiebedarfs. Zur Abhärtung meiner Fußsohlen gehe ich abends nochmal aufs Laufband und hole mühelos acht Kilometer raus. Dabei betone ich zur Abwechslung den Vorfußlauf, also das Aufkommen mit den Zehen und dem Ballen. Nach eineinhalb bis zwei Kilometern ermüden meine Bänder. Ich laufe wieder wie gewohnt: Ballen und Ferse kommen gleichzeitig auf und rollen nach vorne ab.

Sobald ich mich erholt habe, ist wieder der Vorfuß dran bis er wieder ermüdet ist. Mit gedehnten und leicht gereizten Bändern schlafe ich zufrieden ein. Zum Abendessen gab es Pasta mit Hähnchenfleisch und Tomatensoße.

Tag 24: Berglauf hinauf auf 662 Meter Höhe

Morgens nach dem Aufstehen meine Sporteinheiten zu absolvieren, fällt mir immer schwer. Ich bevorzuge den Nachmittag oder den frühen Abend für mein Training. Hanna hat angerufen und einen gemeinsamen Lauf für 11 Uhr vorgeschlagen. Heute soll es in den Vordertaunus gehen mit ein paar Anstiegen zur „Kraftsteigerung“, wie sie sagt.

Auf einem Parkplatz in Falkenstein treffen wir uns: Finn, Hanna und ich. Er wieder ganz barfuß, sie in ihren „Vibram Five Fingers“ und ich mit meinen fast unbenutzten „Vivobarefoots“.

Es soll heute bis zum Fuchstanz gehen. Das ist eine Gaststätte in 662 Metern Höhe. Wir traben locker an. Bergläufe bin ich fast gar nicht gewohnt. Das Tempo ist ein ganz anderes, die Schritte sind noch kürzer. Sofort merke ich die Belastung in meinen Oberschenkeln, die in den Wochen zuvor fast gar nicht gefordert worden waren.

Auf breit angelegten Waldwegen und bei herrlich frischer Luft spulen wir unsere Kilometer ab. Gesprochen wird dieses Mal gar nicht. Meine „Vivobarefoot“ bieten meinen Füßen prima Halt. Ich spüre den Waldboden sehr direkt unter meinen Sohlen. Völlig ungewohnt ist, dass es keinerlei Erholung durch kurze Flachphasen gibt. Es geht dauernd bergauf.

Der ganz barfüßige Finn hat heute Probleme. Vermutlich haben sich seine Füße noch nicht von der Jagd in Mühlheim erholt, und der Waldboden ist übersät mit Ästen und kleinen Hindernissen. Er wird schnell durchgereicht und bildet heute das Schlusslicht unseres Trios.

Ich bleibe in der Mitte, weil ich nicht weiß, wie lange der Anstieg noch dauern wird. Bis auf wenige Wegweiser, die lediglich die Richtung zur Gaststätte vorgeben, gibt es keinerlei Hinweise auf die Entfernung zum Ziel.

Hanna läuft die Strecke nicht zum ersten Mal. Geschickt weicht sie kleinen Erhebungen aus und trabt auf einer Ideallinie den Berg hinauf.

Ich komme nur schwer in meinen Lauf. Zu groß ist meine Sorge, meine Muskeln könnten übersäuern oder meine Sehnen ermüden, bevor wir am Ziel sind. Dazu kommt der kurze, flache Atem, den die kleinen, kurzen Schritte erfordern – völlig ungewohnt für mich. Einige Radfahrer kommen uns entgegen. Bergab schießen sie an uns vorbei Richtung Tal. Immerhin: Das zusätzliche Gewicht ihrer Räder müssen die Sportler ja auch irgendwie vorher den Berg hinauf geschafft haben, tröste ich mich.

„Die laufen ja ohne Schuhe!“ ruft einer von ihnen seinem Trainingspartner zu. Es klingt Bewunderung mit. Ich straffe meinen Oberkörper und laufe einige Meter schneller. Sofort bereue ich den zusätzlichen Kraftaufwand. Bergauf sollte man seine Reserven besonders gut aufteilen. Finn schließt sofort zu mir auf. Ich brauche einige Minuten, um mich wieder zu erholen und meinen Schritt zu finden.

Ein paar Wanderer begegnen uns. Einer von ihnen hält eine Tüte Pommes in seinen Händen. Blitzschnell stelle ich folgende Überlegung an: Eine Tüte Pommes Frites nimmt man nicht mit auf eine Wanderung. Die hat er unterwegs erworben, wohl in einem Gasthof. Wenn man lange läuft, ohne sie zu essen, werden sie kalt und schmecken nicht mehr. Diese hier werden noch gegessen, ergo kann der Wanderer sie erst kürzlich gekauft haben.

Bei geschätzten vier bis fünf Minuten, die man braucht, um eine Tüte Pommes aufzuessen, und dem verbliebenen Rest, die dem Mann noch zur Verfügung standen, errechne ich eine Reststrecke von höchstens drei Minuten. Mit dieser Gewissheit starte ich meinen Schlussspurt. Meine Schritte werden entschlossener und weiter.

Meter um Meter schiebe ich mich an Hanna heran, die ahnungslos vor mir her läuft. Hinter der nächsten Kurve erwarte ich den „Fuchstanz“. Ich biege ein und sehe... eine Gerade, die nach einigen hundert Metern wieder in eine Kurve führt, aber keine Gaststätte.

Jetzt heißt es Durchhalten und mit den Reserven auskommen. Hanna schließt wieder auf und selbst Finn kommt wieder näher.

Meine Füße, Waden und Knie bereiten mir keinerlei Probleme. Es sind die Oberschenkel, die nun dick und schwer sind. Wir biegen fast gleichzeitig um die Kurve und sehen den „Fuchstanz“! Noch etwa 150 Meter, das sind etwa 380 Schritte, das schaffe ich!

Hanna schiebt sich an mich heran, ist jetzt gleichauf mit mir. Finn hat nichts mehr zuzusetzen und fällt zurück. Der Lauf wird zwischen Johanna und mir entschieden werden.

Mein Atem geht stoßweise, ich gebe alles. Die Frau neben mir wird nicht schwächer und bleibt dran. Unsere Oberkörper überqueren zeitgleich die gedachte Linie vom Eingang des Hofes. Jetzt nicht gleich anhalten und ausruhen, sondern langsam weitergehen, auch wenn es schwer fällt. Kurz auf den Knien abstützen, durchschnaufen, dann weitergehen.

Anerkennende Worte für das Geleistete, auch Gratulation von Finn.

Erst einmal eine große Apfelsaftschorle, die schmerzenden Beine hochlegen und ausruhen.

Zurück geht es zum Glück bergab. Wir verabschieden uns herzlich.

Tag 25: Homeoffice mit kleinen 5-Minuten-Trainings

Nach einem tiefen und erholsamen Schlaf spüre ich nur meine angespannten Oberschenkel. Dem Rest geht es gut. Die neuen „Vivobarefoot“ haben ihre Feuertaufe bestanden.

Zum Entspannen mache ich Gymnastik und lockere meine Muskulatur. Heute arbeite ich von zu Hause aus. Genügend Zeit, den Tag barfuß zu verbringen. Nach jeder Stunde lege ich fünf Minuten Pause ein und gehe drei Runden im Garten, die die Sensibilität meiner Sohlen für den Untergrund weiter erhöhen. Gras, Kieselsteine, ein Stück Asphalt und durch das Blumenbeet. Jeder Boden fühlt sich anders an. Ich genieße das Gefühl, wenn sich meine Sohlen innerhalb von Millisekunden dem neuen Untergrund anpassen.

Lockeres Seilspringen auf den Zehen und dem Ballen zum Straffen der Achillessehne und der Wadenmuskulatur. Meine Füße federn den Aufprall hervorragend ab und dämpfen die Stöße.

Zum Mittag gibt es Reis und Fisch.

Tag 26: Mir fehlen Barfußschuhe für nasse Tage

Es regnet in Strömen heute. Selbst in normalen Schuhen kommt man kaum trockenen Fußes am Ziel an. Zum ersten Mal seit fast einem Monat trage ich wieder festes Schuhwerk. (Anmerkung von Sabine: Eine kostengünstige Lösung sind Neoprenstiefel für Surfer. Es gibt sie in unterschiedlich dickem Material.) Ich komme kaum hinein. Meine Zehen sind so weit gespreizt, dass sie fast nicht in die Stiefel passen. Der Druck auf Ferse und Knöchel ist unangenehm. Und in so etwas bin ich fast 50 Jahre lang gelaufen?

Die Konzentration auf die Arbeit fällt mir schwer. Meine eingeengten Füße stören mich, und mir fehlt die Unterscheidung des wechselnden Untergrundes: ob Teppich im Büro, die Fliesen im Treppenhaus, das Parkett in der Kantine oder die Holzbohlen auf der Brücke am Eingang: Alles fühlt sich gleich an. Ich fühle mich von der Welt entkoppelt.

Erst gegen Nachmittag lässt der Regen nach. Ich kann es kaum erwarten, aus den Schuhen herauszukommen und wieder barfuß umher zu laufen. Ich gehe in die Stadt einkaufen. Dabei ignoriere ich die verwunderten Blicke auf meine Füße.

Ich genieße die wechselnden Untergründe in der Stadt und lerne sogar die Unterschiede in der Asphaltierung zu erkennen. Ohne hinzusehen, weiß ich bald, ob der Asphalt neu verlegt oder alt ist, ob er fachmännisch ausgebessert und schlampig instand gesetzt worden ist. Meine Füße wissen ebenso bald, ob der Belag im Eingangsbereich des Kaufhauses mit echtem oder Kunstteppich ausgelegt ist. Blasen im Linoleum oder unsauber verlegtes Laminat erspüre ich im Bruchteil von Sekunden.

Zu Hause wasche ich meine Füße und creme sie ein.

Tag 27: Halbmarathon auf der Tartan-Bahn

Heute steht mir der Sinn nach läuferischen Höchstleistungen. Mal sehen, wie weit ich auf ebener Strecke komme, ohne auf den Boden sehen oder Steigungen bewältigen zu müssen. Also rüber zum Sportplatz und rauf auf die Tartan-Bahn! Vorher noch eine Banane und einen halben Liter stilles Wasser, dann geht's los.

In meinen „Vivobarefoot" trabe ich los, Runde um Runde spule ich ab. Jeweils 800 Meter eine Runde. Die Arme liegen eng am Körper an und bewegen sich fast gar nicht. Mein Atem geht flach und gleichmäßig. Das Tempo ist nicht sonderlich hoch.

Andere Sportler kommen. Sie trainieren auf der Bahn ihre verschiedenen Distanzen und gehen wieder. Ich bleibe und laufe weiter. Runde um Runde.

Es fällt mir leicht, in Bewegung zu bleiben. Ich verspüre keinerlei Anstrengung. Nach 15 Runden, das entspricht 12 Kilometern, laufe ich fast noch wie zu Anfang. Halbzeit.

Ich erhöhe und verringere abwechselnd das Tempo, komme dabei aber nie in Atemnot oder Überlastung. Die Tartan-Bahn ist rau und griffig, ihre Dämpfung minimal. Trotzdem dringt kein einziger Stoß bis zu meiner Wirbelsäule. Meine Füße federn alles ab.

Nach 20 Kilometern, das ist ein Halbmarathon, beende ich mein Training für heute. Tolle Zeit, tolles Gefühl! Ich laufe von der Bahn einfach geradeaus Richtung Heimat und komme zehn Minuten später an. Gegen den Heißhunger gibt es einen Energie-Riegel, danach Duschen und Eincremen der Füße.

Später bereite ich mir Pasta mit Meeresfrüchten zu.

Tag 28: Ich laufe mir eine Scherbe ein

Weil es heute erneut regnet, muss ich wieder meine Stiefel anziehen. Ich nehme dieses Mal aber meine Barfußschuhe für die Arbeit mit. Dort verbringe ich einen angenehmen Tag ohne Konzentrationsstörungen wegen drückender Schuhe. In der Mittagspause lege ich einen kleinen Treppenlauf ein. Kein Vergleich zu den Strapazen eine Woche zuvor. Nur zehn Minuten statt der 30 letztens reichen mir völlig.

Nach Feierabend lasse ich es im Park ruhig angehen: eine knappe Stunde nur, dafür aber komplett barfuß. Leider trete ich mir dabei eine Scherbe in den rechten Großzeh ein und muss abbrechen. Zum Glück ist die Wunde nicht tief, nur ein kleiner Riss durch die Hornhaut. Früher hätte ich mir dabei eine richtige Verletzung zugezogen.

Vorsichtig ziehe die Scherbe heraus, desinfiziere den Schnitt und trage etwas Wundkleber auf. Morgen wird das Ganze schon wieder verheilt sein.

Tag 29: Vom wenig belastbaren Gelegenheitsläufer zum fröhlichen, effizienten Läufer geworden

Der vorletzte Tag meines Experiments. Leider drückt die aufgeschnittene Stelle am Zeh doch etwas. Ich versorge sie mit einem Pflaster. Bei einem Barfuß-Weltrekordversuch würde dies als „Tapen“, als Schutz des nackten Fußes, gewertet und damit für ungültig erachtet werden.

Zeit für ein Fazit: Vor vier Wochen war ich ein verwöhnter, nur wenig belastbarer Gelegenheitsläufer. Ohne Gespür für die Untergründe, auf denen ich mich bewegte, mit wenig Waden- und Oberschenkelmuskulatur und geschwächtem Fußgewölbe. Ich hatte leichtes Übergewicht und ernährte mich planlos.

Nun sind meine Füße wesentlich belastbarer. Sie hinterlassen einen gesunden Abdruck. Sie sind einerseits unempfindlicher gegenüber Fremdkörpern. Andererseits ertasten sie blitzschnell den Unterboden und passen sich ihm an. Ich verfüge nun über eine wesentlich stärkere Wadenmuskulatur.

Meine Achillessehne ist leistungsfähiger und verhilft mir zu stärkerer Sprungkraft.

Rücken- und Rumpfschmerzen sind völlig vergessen. Mein Gang ist aufrechter. Ich schlafe besser und ernähre mich bewusster. Trotz verbesserter Laufleistungen musste ich im Vergleich dazu weniger Willen und Energie aufbringen. Meine Läufe sind effizienter und sparsamer geworden.

In der Zeit habe ich drei Kilo abgenommen. Ich war kein einziges Mal erkältet. Ich bedauere, dass ich nicht früher mit dem Barfußlaufen begonnen habe. Ich bedauere, dass es nicht mehr Menschen auf der Welt tun.

Tag 30: Ich teste einen Barfußpark

Den letzten Tag meines Experiments verbringe ich in einem Barfußpark. Belustigt schaue ich den Anfängern zu, wie sie ihre ersten, vorsichtigen Schritte barfuß wagen und sich ihre Empfindungen lautstark zurufen. Das erste Stück besteht aus einem Teppich aus Moos. Kühl und weich schmiegt es sich an den Fuß. Man versinkt geradezu darin.

Danach geht es über einen Parcours aus Holzpellets. Im Grunde ist es ein hartes Material, aber in der Masse nachgiebig und weich. Während die anderen Gäste vorsichtig über die Holzstücke schreiten, erfassen meine Sohlen sofort den Untergrund und passen sich ihm an. Ich probiere es aus und jogge ein paar Mal über die Strecke. Nicht ein einziger Splitter bohrt sich in meine Fußsohlen.

Es folgt ein etwa 150 Meter langer Pfad aus Glasscherben. „Nur für Geübte!“ steht an seinem Anfang. Alternativ dazu verläuft parallel ein Weg aus Glasmurmeln.

Ich untersuche die Scherben. Einige davon sind sogar recht scharfkantig. Voller Vertrauen in meine gestärkten Füße setze ich einen ersten Schritt in die Scherben. Vorsichtig ertasten meine Zehen den gefährlichen Untergrund. Offenbar verteilen sie mein Körpergewicht so gleichmäßig, dass sich kein Splitter in sie hineinbohren kann. Mit ganzer Sohle trete ich nun auf das Glas und vertraue auf meine Hornhaut. Nichts passiert. Ich schreite die Strecke nun mutiger und raschen Schrittes ab.

Ein Schlammloch. Etwa 25 Meter im Durchmesser und 20 Zentimeter tief. Das Gegenstück zum vorherigen Parcours. Weich und anschmiegsam, kühl und satt fühlt sich der Matsch an. Dicke Würste quetschen sich zwischen den Zehen hindurch und spreizen sie maximal.

Dann folgt ein kleiner Bach. Eiskaltes Wasser plätschert dahin. Das Bachbett besteht aus Kieselsteinen. Andere Gäste kreischen und ziehen ihre Füße rasch wieder heraus, als das ungewohnte, kalte Nass ihre Füße benetzt. Mir macht die Frische nichts aus. Stattdessen nutze ich den Quell, um meine Füße vom Schlamm zu reinigen.

Ich schreite voran über eine Reihe von Holzstämmen, die hintereinander jeweils von einer Stange durchbohrt sind. Man tritt auf den ersten Stamm, balanciert darauf und tritt auf den nächsten. Immer in Gefahr, einen Stamm in Rotation zu versetzen und abzustürzen. Meine Sohlen umschließen die Rundung des Stammes von den Zehen bis zur Ferse. Statt schnell weiterzugehen, verharre ich eine Weile auf meiner Rolle. Die Balance wird nur unterhalb meiner Knöchel hergestellt. Blitzschnell verlagern meine Füße das darüber liegende Gewicht. Ich bemerke das Zusammenspiel der Fußmuskulatur mit den Bändern und Knochen. Erst als ich völlig ruhig stehe, gehe ich einen weiteren Schritt auf den nächsten Stamm und stelle auch dort absolutes Gleichgewicht her.

Ein etwa 50 Meter langer Graben mit steinernen „Ostereiern" öffnet sich mir. Die abgerundeten Spitzen stehen zu Hunderten dicht beieinander. Sie sehen aus, als habe man unzählige Eierkartons geöffnet und aufgestellt. Der Fuß kann hier nicht komplett aufgesetzt werden, sondern nur auf einer Spitze balancieren und auf das nächste Ei platziert werden. Eine echte Herausforderung! Zahlreiche Besucher „stürzen" dabei ab. Meine Sohlen sind inzwischen stark genug, um mein gesamtes Körpergewicht auf einen Punkt zu konzentrieren und dabei die Balance zu halten.

Es geht eine steile Rampe hinauf. Nur ein schwaches Profil in Querrichtung gibt den Füßen minimalen Halt. Automatisch geht der Oberkörper nach vorne und fällt auf die Hände. Die Achillessehne wird hierbei besonders gefordert. Meine empfindlichen Zehen erfassen die Querrillen und verkeilen sich in ihnen. Ohne Mühen erklimme ich die Rampe ausschließlich in Vorfußhaltung.

Völlig entspannt und ohne Verletzungen absolviere ich jeden Parcours. Es hat riesig Spaß gemacht!

TEIL B

Dein Barfuß-Lexikon

KAPITEL 1

Warum werden Menschen Barfußläufer?

Barfußlaufen! Denken wir an unsere Kindheit zurück, dann erinnern wir uns gewiss an die Sommertage, an denen wir unbeschuht die Welt erkundeten. Was war das für ein herrliches Gefühl, die lästigen Socken und Schuhe auszuziehen und den Boden unter unseren Füßen zu spüren!

Gewiss erinnert sich der eine oder die andere auch daran, dass Barfußlaufen hin und wieder schmerzlich war: wenn man über Steine, Stoppelfelder oder Kiefernzapfen lief oder wenn man beim Spielen auf der Wiese auf eine Wespe trat. Manchmal passierten vielleicht auch Unfälle, beispielsweise wenn man beim Baden auf eine Glasscherbe trat.

Vor allem dann tauchen viele Fragen auf, wenn man über ein barfüßiges Leben in der Stadt nachdenkt. Hier setzt dieses Handbuch bzw. „Fußbuch“ ein, um dir über diese Anfangshürden hinwegzuhelfen – damit du möglichst unverletzt und mit viel Freude deine ersten wieder ausgewilderten Barfußschritte gehen kannst. Ich möchte meine Erfahrungen und mein Wissen gerne weitergeben und dir zeigen, dass ein Leben auf freiem Fuß das Schönste und Beste ist, was du deinen Füßen schenken kannst.

Auf deiner Gewinn-Seite stehen:

- Förderung der Durchblutung
- Stärkung der Fuß- und Beinmuskulatur

- Achtsamere Fortbewegung fördern (sozusagen: Nonstop-Geh-Meditation)
- Schutz vor Fußpilz und Nagelpilz
- Füße werden flexibler
- Immunsystem wird gestärkt
- Aufrichtung der Wirbelsäule
- Laufleistung wird verbessert
- Fuß wird vor Schäden durch Schuhe bewahrt bzw. Schäden können sich zurückbilden
- ursprüngliche Fußschönheit wird beibehalten
- wunderschöne Sinnesreize und ständige Fußmassage

Wer kann da noch widerstehen? In den folgenden Kapiteln mache ich dich mit Vor- und Nachteilen vertraut. Ich schlage dir einen 12-Wochenplan zum perfekten Einstieg vor und ich gebe dir Übungen zur Umstellung. Sie nützen dir, egal ob Du „nur" barfuß gehen oder sogar barfuß joggen möchtest. Mit diesem Leitfaden bleibst Du vor Anfängerfehlern geschützt. Du kommst damit sicher und schnell mit deinem Wechsel von beschuht auf unbeschuht voran.

Du verstehst dann schnell, wie du Risiken meidest und schneller Spaß dabei hast, dir das traumhafte Gefühl einer Kindheit auf freien Füßen zurückzuholen.

Kapitel 2

Barfuß leben – Neuland betreten und viele Fragen

Es liegt vielleicht schon einige Jahre zurück, dass du auf freien Füßen durch das Leben spaziert bist, abgesehen vielleicht von einem Urlaub am Meer. Über die Zeit hast du vielleicht vergessen, wie abenteuerlich und angenehm es sich anfühlte, als du den ganzen Tag unbeschuht Schuhe gehen konntest.

Was nicht allgegenwärtig ist, verschwindet irgendwann aus unseren Köpfen – bis wir sogar vergessen, uns danach zu sehnen. Doch ganz tief verborgen ist da immer noch eine klitzekleine Erinnerung an die unbeschwerte Zeit. Dabei ist es so einfach, sie wiederzuerwecken und sich das Gefühl in den Alltag – auch mitten ins Stadtleben – zurückzuholen!

Ich erinnere mich jedoch auch gut, wie ich am Anfang selbst vor einem Berg von Fragen stand, die mich die Umsetzung meines Wunsches immer wieder aufschieben ließen. Die meisten davon lassen sich zum Glück schnell beantworten. Manches kann tatsächlich eine gewisse Herausforderung für Sie bleiben, jedenfalls in der Anfangszeit.

Ganz gleich ob im Beruf, zu Hause, bei Freunden, in der Familie oder bei Sport und Freizeit: Anfangs wird es ein Wagnis sein, und du wirst mit neugierigen Blicken und Fragen rechnen müssen. Manche Menschen werden dich sogar als Schmutzfink oder – ist das wirklich schlimm? - als armen Menschen sehen, der sich keine Schuhe leisten kann.

Du wirst am eigenen Leibe erfahren, ob diese Gesellschaft tatsächlich so tolerant mit Andersartigkeit umgeht, wie sie oft vorgibt. Ja, du bist angeblich einzigartig und sollst herausragen – aber bitte nur auf die Weise und bei den Zielen, die man dir standardisiert vorgibt! Sei bitte nicht zu anders und zu innovativ. Denn das können manche schon als Bedrohung oder zumindest als schmerzliche Infragestellung ihrer Gewohnheiten erleben.

Ich möchte dir helfen, viele eigene und fremde Fragen vorab zu beantworten. Dazu zählen Fragen wie:

- Wie gewöhne ich meine Füße an tägliches Barfußgehen?
- Kann ich sofort damit beginnen, täglich barfuß zu laufen oder doch lieber Schritt für Schritt?
- Gibt es eine bewährte Anleitung, wie man sich ans Barfuß gehen gewöhnt?
- Wie verändert das Barfuß gehen einen selbst?
- Wie überwinde ich am besten meine eigenen Hürden, auf Schuhe zu verzichten?
- Welche Nachteile bringt mein Barfußleben mit sich?
- Was gewinne ich, wenn ich Schuhe fortlasse?
- Wie reagiere ich auf die Blicke und Fragen anderer?
- Wie sollte ich mich als Gast verhalten?
- Wie vertragen sich Barfußgehen und Beruf miteinander?
- Gibt es Übergangsvarianten für die Umstellungszeit?
- Gibt es Alternativen zu Schuhen, wenn mein Berufsleben es nicht erlaubt, ohne Schuhe zu gehen?
- Warum ist Barfußlaufen gesund?
- Warum gibt es denn überhaupt Schuhe, wenn sie unseren Füßen doch schaden?

- Wie ermutige ich meine Kinder zum Leben ohne Schuhe?
- Wie helfe ich meinem Kind praktisch dabei?

Das sind Fragen über Fragen, die sich tapferen Einsteigerinnen und Einsteigern stellen. Und bestimmt kannst du deine Liste noch um etliche Fragen erweitern. Ich habe versucht, rückblickend auf meine Anfangshürden, fast alles in dieses Buch mit aufzunehmen, was in mir an Fragen auftauchte: barfuß im Winter, welche Minimalschuhe sind die besten, barfuß einkaufen gehen und die leidigen Hygienevorschriften in Kantinen, soziale Hürden, barfuß bei Sportarten, und und und ... Ich habe viel Energie hier reingesteckt, damit das ein echtes Kultbuch wird, das jeden Neuling beflügelt, am besten gleich zwischen den Kapiteln loszulegen!

Ich möchte dir aber keine Patentlösung aufzwängen nach dem Motto: Wenn du dich „nur" für Minimalschuhe interessierst, bist du kein „richtiger" Barfüßer; oder: Wer es nicht in 30 Tagen schafft, sondern „nur" Schritt für Schritt in drei Jahren, dem fehle die Motivation. Ich finde es am besten, wenn du Spaß hast am Experimentieren und dir am Ende selbst aus diesem Buch und weiteren Quellen (siehe Anhang) heraussuchst, was am besten zu dir und deiner Lebensweise passt. Denn das Barfußleben ist eine Reise der Sinne, der Gefühle und der Herausforderungen.

Barfuß zu leben ist ein Schritt aus dem Mainstream heraus. Es ist eine Lebensumstellung und eine Lebenseinstellung. Du fühlst dich – wenn du den Anfang mit lauter Lösungen für dich suchen – gemeistert hast – mit der Erde und den meisten Lebewesen viel verbundener als vorher. Nicht umsonst verbinden auch viele spirituelle Wege das barfüßige Leben und das mitfühlende Leben miteinander.

Ich möchte aber keine ethische Forderung daraus ableiten, keine Hierarchie der Unbeschuhten, kein Ideal und keine Weltenrettung durch Schuhverzicht. Solche Anreize sind nicht nötig. Denn wer über die Anfangshürden hinwegkommt, spürt, wie Leon hier im Buchteil A. „Das Experiment": Barfuß zu gehen und zu leben macht süchtig! Es ist eine ganz natürliche Wohltat für die eigenen Füße, vor allem dann, wenn der Boden, auf dem wir laufen, aus Sortenvielfalt besteht. Die kann auch künstlich sein, wie: Turnmatten, Asphalt, bodenbeheizten Matten, Teppich und Fußmatten. Die Füße erleben all dies als Massage. Sie werden wieder gefordert und tauchen wie aus langer Betäubung auf. Sie lernen, mit zunehmender Elastizität der Faszien und wachsendem Katzenpolster unter der Lederhaut, auch Untergründe auszuhalten, die anfangs schmerzen können wie die gemeinen kleinen Steinchen.

Wer sich näher mit der Geschichte von Schuhen und barfuß lebenden Völkern beschäftigt, erkennt: Das ist kein Trend, sondern wir finden zu unserer eigenen Geschichte und auf lange vertrautes Terrain zurück. Schuhe haben Anteil an unserem Gefühl von Getrenntsein und in etwas gezwängt sein, was wir – voll bewusst und freiwillig – wohl nicht als die einzige Lebensweise wählen würden. Diese ursprüngliche Unbeschwertheit steht weiterhin jedem offen.

Kapitel 3:

Falle! Schuhe zerstören deine Füße!

3.1 Ein Evolutionssieg auf zwei Beinen mit nackten Füßen

Aus der Sicht der Evolutionsbiologie sieht die Vorgeschichte von uns zweibeinigen Wesen wie folgt aus: Der vermutliche oder fiktive Urahn von Mensch und Affe stolzierte auf allen Vieren über die Erde. Er rannte, jagte, ernährte und spielte unter Verwendung aller vier Beine. Er war keine Krone der Schöpfung, geschweige denn der Herrscher im Tierreich. An Kraft, Ausdauer und der Gefährlichkeit seiner Klauen war er den meisten Raubtieren seiner Zeit hoffnungslos unterlegen. Hinzu kam die mangelnde Übersicht wegen seines relativ tief getragenen Kopfes. Daher beschränkte sich sein Nahrungsangebot auf Früchte und Wurzeln, und auf kleinere, langsamere Beutetiere, die nur grob zerlegt direkt vom Boden gefressen wurden.

Irgendwann begannen vermutlich einige der Boden- und Baumbewohner, vorsichtig ihren Kopf in die Höhe zu recken, um Feinde und Beute besser und früher erspähen zu können. Dies brachte einen echten Überlebensvorteil.

Dem Recken des Kopfes folgte das Aufrichten des Oberkörpers. Die Vorderfüße verloren damit ihren Halt und ihren Sinn. Zum Fortbewegen waren sie jetzt nicht mehr nützlich. Jetzt waren sie freigestellt, um sich zu empfindsamen und geschickten Händen zu spezialisieren.

Während Urahn Affe weiterhin alle Viere bevorzugte, richtete sich der aufstrebende Vetter immer weiter auf. Seine Knie, Hüfte und Wirbelsäule reckten sich schon bald in die Senkrechte. Sie verschafften dem Homo erectus neben dem hoch erhobenen Haupt noch dazu die Möglichkeit, die jetzt völlig zur Fortbewegung unnötig gewordenen Hände zum Tragen von Werkzeugen und Waffen, wie Steinen oder Stöcken, zu nutzen. Er entwickelte parallel dazu seine Ober- und Unterschenkelmuskulatur. Dies ermöglichte ein ausdauerndes Laufen und Jagen der nun immer größer werdenden Beutetiere.

Bevor der Mensch Fallen und immer weiter reichenden Jagdwaffen wie Bogen und Speer entwickelte, jagte er seine Beute durch Ausdauerlauf! Bis heute teilt er diese Jagdtechnik nur mit den Hunden und Wölfen: Er hetzt seine Beute durch überlegenen Ausdauerlauf zu Tode.

Stundenlang vermag er auf zwei Beinen hinter der Beute herzutraben. Tiere wie die Antilope können nur kurz zur Flucht fortsprinten. Sie sind jedoch im Ausdauer-Wettstreit unterlegen. Viele Kilometer, mitunter sogar Tage brachte der Jäger geduldig damit zu, hinter seinem Beutetier herzulaufen, bis er das völlig erschöpfte Tier schließlich erlegte.

Die Jäger des südafrikanischen Volksstammes der San, ihre Besiedlungen werden seit 10.000 bis 25.000 Jahren nachgewiesen, legen auf ihren Ausdauerjagden jährlich bis zu 4.000 Kilometer zurück.

Die Tarahumaras sind ein indigenes Volk im Hochland Mexikos. Sie praktizieren noch heute ausdauernde Jagden auf Rehe und Hirsche. Sie verfolgen ihre Beute zu Fuß über 24 Stunden pausenlos, bis diese erschöpft zu Boden sinkt. Dann werden die Tiere mit bloßen Händen erwürgt. 150-300 Kilometer schafft ein Tarahumara-Jäger problemlos am Stück! Dazu ist kein Land bewohnendes Tier imstande.

Statisch betrachtet, sind der aufrechte Oberkörper mit seinen schlackernden Armen und dem relativ schweren Kopf obendrauf eigentlich ein Problem. Warum kippt der Mensch nicht dauernd um? Die Lösung steckt im Fundament: in den Füßen!

An ihren Zehen, dem Mittelfuß und der Fußwurzel verrichten je 26 Knochen ihre Arbeit. Diese Statik-Spezialisten machen der Anzahl nach ein Viertel aller im menschlichen Körper befindlichen Knochen aus!

Die Tastsinne an Fußsohle und Zehen stehen denen der Hände kaum nach. Sie ermöglichen ein genaues Ertasten des Untergrundes. Dies dient einer Balancierfähigkeit, die dafür sorgt, dass wir trotz schwerer und unhandlicher Lasten, trotz hoher Laufgeschwindigkeit und wechselndem Unterboden nicht ständig umfallen oder stolpern.

Das Fußgewölbe, unterschieden in Längs- und Quergewölbe, verteilt die Tragelast hauptsächlich über diese drei Punkte: Ferse, Großzehengrundgelenk und Kleinzehengrundgelenk. Es arbeitet als unser natürlicher Stoßdämpfer. Wenn es anatomisch korrekt entwickelt ist, federt es alle Stöße beim Laufen ab.

Sinkt das Fußgewölbe ab, dann kommt es zu Erkrankungen wie Plattfuß, Senkfuß und Spreizfuß. Der gesunde Fuß hinterlässt nur vorne sowie an der Ferse und am Außenrand einen Abdruck. Der Fußinnenrand im Bereich des Längsgewölbes liegt für gewöhnlich nicht auf.

Egal wie schwer der Mensch ist: Ob er 45 Kilogramm wiegt oder 300 – die gesamte Körperlast lastet auf den Füßen. Dabei trägt die Ferse ca. 33%, der Fußballen vorne etwa 40%, der Fußaußenrand ungefähr 15%, die Großzehe um die 5% und die übrigen vier Zehen etwa 7%.

Anhand des Längenunterschieds zwischen der Großzehe und der zweiten Zehe unterscheidet man drei Fußformen:

- Römischer Fuß: Der große Zeh und die zweite Zehe sind gleich lang.
- Griechischer Fuß: Die zweite Zehe ist länger als die Großzehe.
- Ägyptischer Fuß: Die zweite Zehe ist kürzer als die Großzehe.

Angehörige bestimmter Länder und Regionen lassen sich noch heute mitunter an typischen Fußformen unterscheiden.

Eines haben die frühen Jäger und die Vertreter der heute noch existierenden Naturvölker gemeinsam: Sie leben barfuß. Während schon unsere Vorfahren ihren Körper und ihren Schritt mit Kleidung aus Fellen bedeckten zum Schutz vor Sonne, Kälte und fremden Blicken, blieben ihre Füße stets ungeschützt.

Die gesamte Spannkraft, die beim Gehen auf den Fuß übertragen wird, bleibt nur beim nackten Fuß völlig erhalten. Keine Energie geht dabei verloren.

Die Muskulatur, die nur beim Laufen auf blankem Fuß zu 100% eingesetzt wird, erwärmt sich. Sie macht auch eisige Außentemperaturen erträglich, so lange der Fuß in Bewegung bleibt.

Der freie Fuß entwickelt eine Unempfindlichkeit und Gewöhnung gegenüber harten und steinigen Untergründen, während er für weiche und nachgiebige Böden seine Empfindungen verfeinert. Der natürliche Fuß kann unverletzt über Scherben und scharfe Kanten schreiten. Dies geht, weil zum einen eine dicke Haut entwickelt und zum anderen weil sich durch seine Tastsinne die Fußsohle blitzschnell anpasst und das Gewicht auf andere Fußpartien verteilt.

3.2 Die Erfindung des Statusunterschieds durch Sandalen

Doch wie gehen wir heute mit unseren Füßen um? Wann und warum begannen wir, sie zu verhüllen, zu schützen und zu stützen? Bei keinem Kleidungsstück gibt es weltweit eine größere Auswahl und Beachtung als bei Schuhen. Es scheint, jedenfalls bei Damen, das wichtigste Mode-Accessoire zu sein!

Bereits in der Antike entwickelte sich der erste ernstzunehmende Schuh: die minimalistische Sandale. Sie sollte den

Träger beziehungsweise die Trägerin vor allem vor Schmutz und steinigen Wegen schützen. Ansonsten war sie noch weitestgehend offen und ohne weitere Zusatzeigenschaften.

Die Sandale wurde jedoch sofort mit Statusdenken verbunden! Dies förderte rasch das Sandalen-Geschäft. Gesellschaftliches Ansehen hatten bald nur noch Sandalen-Träger! Dem quasi Fußvolk wie Sklaven, Bettler und zum Tode Verurteilten war es sogar verboten, Sandalen oder irgend welches Schuhwerk zu tragen. So begann der antike Siegeszug der Jesuslatschen: Schuhe verleihen dir Ansehen! Wer keine trägt, ist ein underdog!

3.3 Der Absatz steigert deinen Absatz als Krieger und Erotik-Queen

Das Mittelalter ergänzte Aussehen und Funktion als weitere unterscheidende Merkmale beim Schuhspiel zum Verstecken der Füße. Anstelle von Sandalen wurde jetzt der Fuß in Lederhüllen gepresst und mit Absätzen versehen. Ab dem 11. Jahrhundert tat es dann richtig weh! Der Fuß wurde mit konisch zulaufenden Spitzen und Fersen im Schuh noch weiter eingeengt. Die extravaganten spitzen Formen, die die Zehen ihrer Bewegungsfreiheit, ihrer Tast- und Greiffunktionen völlig beraubten, fanden im 14. und 15. Jahrhundert ihren qualvollen Höhepunkt. Diese Qualen können nur noch von High Heels übertroffen werden.

Den schmalen Spitzschuhen (man könnte an Seekajaks denken...) folgten die spitz zulaufenden und aufgebogenen Schnabelschuhe. (Nennen wir sie einfach „venetianische Gondelschuhe“...). Man horche auf! Ihre Länge und Spitzenform kennzeichneten die Zugehörigkeit zu einem Stand! Dies war strengstens geregelt.

Die dann folgende unnatürliche Verlängerung der Ferse nach abwärts, nämlich durch den Absatz, hatte immerhin funktionelle Motive, auch wenn es hierzu unterschiedliche Theorien gibt. Der Absatz entwickelte sich aus der Reiterei, damit man in den Steigbügeln besseren Halt fand. Männern bot er darüber hinaus die Möglichkeit, sich körperlich und seelisch aufzuplustern: Mit majestätischem Absatz erschienen sie größer und kriegerischer. Und die Frauen? Sie entwickelten durch den Klumpen an der Ferse eine geänderte Körper- und Beckenhaltung und einen erotischeren Gang.

3.4 Total verblödet: Sogar das Wissen um die Unterscheidung von rechtem und linkem Fuß ging verloren

Im 17. Jahrhundert ging schließlich das Wissen, dass die beiden Füße eine spiegelsymmetrische Form aufweisen – dass es einen rechten und linken Fuß gibt –, verloren. Ab jetzt konnte man aufgrund der deformierten Füße seine Schuhe beliebig herum tragen, ohne dass jemand das bemerkt hätte und „Entenfüße!" hinterhergerufen hätte. Erst 1796 wies der holländische Arzt Peter Camper darauf hin, dass sich rechter und linker Fuß einst voneinander unterschieden hatten und dass die Gleichförmigkeit von rechts und links ein Kulturschaden sei. Dies blieb den meisten damals jedoch egal. Mode ist Mode! Erst die Streitschrift des Anatomen Georg Hermann von Meyer bewirkte wieder eine Rückbesinnung auf die alte Rechts- Links-Unterscheidung.

Und die Soldaten? Eigentlich mussten sie damals ja viel laufen. Doch auch ihre Füße hatten unter der Mode zu leiden. Optik war wichtiger als Funktionalität im Kampf. Der Wettstreit lautete hier: Wessen Soldaten die schöneren Stiefel trugen, der war der Sieger! Und so mussten Soldaten schwachfüßig in steifen engen Stiefeln auf viel zu hohen Absätzen üben und kämpfen.

3.5 Schuhe als Diskriminierungswaffe: US-Sklavengesetze verbieten Sklaven das Tragen von Schuhen

Die antike Sklavenregel des Schuhverbots wurde in den neuzeitlichen Sklavengesetzen immer wieder aufgegriffen. Ab dem 17. Jahrhundert findet sich wiederholt die Vorschrift für Sklaven, barfuß zu gehen. Zwar blieben ihnen damit die Qualen der Mode erspart. Doch wieder wird deutlich, wie man Schuhwerk und Status miteinander verband. Das Tragen von Schuhwerk wurde in den US-amerikanischen Südstaaten und in Brasilien zu einem Kennzeichen freier Bürger. Barfuß gehende Menschen wurden abschätzig als Unfreie und Sklaven identifiziert. Für freie Bürger war daher Barfußgehen undenkbar geworden. Noch heute wird auf dieser Grundlage in manchen US-Südstaaten Barfüßigkeit tabuisiert.

Die Demütigung auf der Grundlage beschuht vs. unbeschuht wurde bis in das 20. Jahrhundert in den meisten US-Gefängnissen fortgeführt. In den meisten US-Bundesgefängnissen, besonders lange in Texas, blieb es weiblichen Strafgefangenen verboten, Schuhe zu tragen. Die Ausgrenzung aus der freien Gesellschaft wurde hier weiterhin, wie bei antiken und US-Sklaven, am Schuhwerk als Strafmaßnahme sinnfällig aufgezeigt.

Eine andere Form von Freiheitsbeschränkung, quasi durch Verstümmelung, war noch in China bis 1949 üblich. In dem medizinisch und gesundheitlich ansonsten hochentwickelten Land war es bis damals noch üblich, die Füße junger Mädchen durch extremes Abbinden der Zehen zu verformen. Einerseits entsprach dies einem Schönheitsideal. Andererseits machte diese Tortur es den Mädchen und Frauen unmöglich, sich gehend schmerzfrei von daheim fortzubewegen.

3.6 Retro-Leben: Kulturelle Abweichler halten an Barfüßigkeit fest

Schauen wir aber auch kurz zu den kulturellen Abweichlern, die es schon immer gegeben hat, und für die Barfüßigkeit wichtig geblieben ist! Immerhin gibt es auch in beschuhten Kulturen Anlässe zur Barfüßigkeit und Gruppen, die durch freiwillige Barfüßigkeit auffallen. Als eine der religiösen Grundlagen findet sich in der Bibel die Geschichte von Moses. Er nähert sich einem Engel in einem brennenden Dornbusch. Eine Stimme mahnt ihn, seine Schuhe auszuziehen. „Mose weidete die Schafe und Ziegen seines Schwiegervaters Jitro, des Priesters von Midian. Eines Tages trieb er das Vieh über die Steppe hinaus und kam zum Gottesberg Horeb. Dort erschien ihm der Engel des Herrn in einer Flamme, die aus einem Dornbusch emporschlug. Er schaute hin: Da brannte der Dornbusch und verbrannte doch nicht. Mose sagte: ´Ich will dorthin gehen und mir die außergewöhnliche Erscheinung ansehen. Warum verbrennt denn der Dornbusch nicht?´ Als der Herr sah, daß Mose näher kam, um sich das anzusehen, rief Gott ihm aus dem Dornbusch zu: ´Mose, Mose!´ Er antwortete: ´Hier bin ich.´ Der Herr sagte: ´Komm nicht näher heran! Leg deine Schuhe ab; denn der Ort, wo du stehst, ist heiliger Boden.´" (2. Buch Mose, Kapitel 3, Verse 1 bis 5)

Muslime ziehen vor dem Betreten einer Moschee ihre Schuhe aus und verrichten ihre Gebete unbeschuht, ebenso wie die Hindus. Die buddhistischen Mönche tragen niemals Schuhe. In den USA leben vor allem in Pennsylvania Amish People alter Ordnung. Sie gelten in ihren Werten als stark konservativ. Sie leben ein in der Landwirtschaft und im Handwerk verwurzeltes Leben. Sie lehnen weitgehend moderne Technik, einschließlich Autos, ab. Statt dessen fahren sie lieber mit der Pferdekutsche. Sie sind in der Reformationszeit 1693 aus der Täuferbewegung hervorgegangen. Sie führen ein ein gewaltloses Leben nach der Bergpredigt. Die Amish Kinder leben meist barfuß, auch wenn sie zur Schule gehen. Auch die Frauen gehen fast immer barfuß.

Auch auf Wallfahrten und Pilgerreisen gehen Menschen oft barfuß, mitunter auch fastend, um offener für spirituelle Eindrücke zu werden.

3.7 Fortschritt ohne Schreiten-Können – Start ins Leben mit Prothesen

Der Mainstream, der für sich „Fort-Schritt-lichkeit“ in Anspruch nimmt, schritt weiter mit der Fußzerstörung voran. Er bevorzugte, anstelle von Wachsein und Sinnlichkeit durch Erdkontakt, repräsentatives Schuhwerk als Ausdruck der Zugehörigkeit zu seiner Statusgruppe. Dafür verzichteten fortschrittliche Menschen auch gern auf unversehrte starke Füße.

Der Fuß verlor, eingezwängt in Gipsbett-artige feste Leder- und Sohlenumgebung, seine dämpfenden Eigenpolster. Er verlor seine Gewölbemuskulatur und die Balancier- und Ausgleichsfähigkeit seiner Zehen. Die abhanden gekommene Langlauf- und Wanderfähigkeit wurde ausgeglichen durch die Fortbewegung per Pferd, Bahn, Fahrrad und Auto.

Der fort-schreitende Mensch wurde für sich selbst immer immobiler. Er verzichtete zunehmend auf das eigenständige Gehen weiter Strecken. Dabei bemerkte er nicht einmal, wie er seine Füße, die ihm tausende Jahre zuvor den weltweiten Aufstieg an die Spitze der Natur ermöglicht hatten, immer mehr schädigte und vernachlässigte. Dabei tragen sie uns im Laufe eines Lebens immer noch durchschnittlich 100.000 Kilometer.

Während 98% aller Neugeborenen laut BVOU (Berufsverband für Orthopädie und Unfallchirurgie) noch mit gesunden Füßen zur Welt kommen, sinkt die Rate im Erwachsenenalter auf 30%.

Ein stabiles Haus – also ein Körper mit flexibel-gesunder Statik – kann nicht erbaut werden, wenn das Fundament schräg oder brüchig ist. Eine verbogene und schiefe Haltung der Füße wirkt sich auf die darüber liegenden Körperpartien aus. Die

Knie knicken nach Innen oder Außen. Die Hüfte rutscht bei Absätzen nach vorn ins Hohlkreuz und produziert Lendenwirbelsäulenschmerzen. Und die darauf stehende Wirbelsäule verliert ihren Mittelpunkt und verrutscht zum Rundrücken und zum verkrümmten, verspannten Nacken. Dieser ist oft die Ursache für Tinnitus, Migräne, taube Finger und Augenprobleme. Denn verkantete Wirbel klemmen die steuernden Nerven ab (vgl. Dr. Anna Holzapfel, Die Quintessenz der Medizin - der Rückenmarkskanal: Gesunder Rücken - gesundes Leben; vgl. Anna Holzapfel, Wirbelsäule und Gesundheit).

Schuhe sorgen für die inzwischen zweithäufigste Ursache für einen Arztbesuch: Dauerleiden an Rücken und Hüfte. Zu 15% verursachen sie Krankschreibungen und Fehltage. Viel zu selten betrachten ÄrztInnen und PhysiotherapeutInnen bei der Behandlung die im wahren Wortsinne „tiefer liegenden" Ursachen. Sie kurieren Symptome und korrigieren nicht die Fußfehlstellungen. Eine Radikalkur beginnt mit der Aufrichtung der Wirbelsäule (einem Leben ohne Absätze) und mit der Freisetzung der Füße und Zehen für deren natürliche Balance-Funktion.

Wenn ÄrztInnen Fußfehlstellungen kurieren wollen, dann verschreiben sie oft therapeutisches Schuhwerk - stabilisierende Prothesen in Form von Einlagen. Diese verewigen und verschlimmern die Inaktivität des Fußes. Denn ein ständig mit Exo-Skelett (Einlagen) gestützter, schlapper Fuß bedarf dauerhaft fremder Hilfen.

3.8 Der Siegeszug der Nike-Killer-Schuhe

Die wirkliche Katastrophe für unsere Füße setzte im Namen von High-Tech-Schuhen ein, als in den 1970er und 1980er Jahren das „Laufen" oder „Joggen" zum Sport- und Freizeittrend wurde. Gleichzeitig wird daran die Verlogenheit und manipulative Kraft von Marketing deutlich. Die angeblich wissenschaftlichen Thesen im Nike-Marketing sind nie belegt.

Vor der Nike-Ära und den klobigen Dämpfern unter den Sohlen gab es schon Läufer. Diese Athleten und Freizeitläufer waren in Stoffschuhen mit dünner, ungedämpfter Sohle angetreten. Ein Beispiel hierfür ist der, für 1960er und 1970er Jahre recht teure, Kultschuh „EB Lydiard Road Runner Shoe“ (vgl. *https://podiapaedia.org/wiki/sports-medicine/individual-sports/running/running-shoes/brutting/eb-lydiard-road-runner-shoe/*). Ich kenne ältere Läufer, die auf ihn geschworen haben. Sie sind darin Ultramarathons von 100 Kilometern ohne Fuß- und Rückenprobleme gelaufen. In Ostdeutschland lief man meist in ungedämpften Segeltuchschuhen mit dünner Gummisohle (vergleichbar mit heutigen Kampfsport-Schuhen z.B. für Kwon) oder im Hippie-Look in Wildleder-„Trampern“ mit dünner Gummisohle. Der Sportbereich war damals noch nicht so fußkrank wie die Restkultur.

Mit den angeblich fußschützenden Nikes und ähnlichen Modellen wird dir etwas Superteures, scheinbar Exklusives verkauft, was du 1. nicht brauchst, 2. was dich ärmer macht, 3. was dich gesundheitlich schädigt. Eine erfolgreiche Manipulation setzt immer auf „feeling“ und nicht auf Vernunft. Sie knüpft an deine Träume und Ängste an.

Der Läuferfuß im Vor-Nike-Schuh war vor harten Ecken und Kanten geschützt. Er musste die gesamte Dämpfungs-, Stabilisierungs- und Balancierarbeit noch selber ausführen. Dies führte zu wesentlich weniger Knie-, Hüft- oder Rückenproblemen als heute – auch wenn die Werbung das Gegenteil behauptet.

Mit dem Versprechen, „jedermann“ das Laufen zu ermöglichen, setzte „Nike“ Anfang der 1970er Jahre mit seinem ersten Schuhpaar mit gedämpfter Sohle einen neuen Markt in Bewegung. Die Werbung tat so, als sei erst mit „Nikes“ „echtes“ Laufen möglich geworden. „Nike“ baute in wilden, pseudowissenschaftlichen Experimenten Dämpfungen in Sohle und Ferse aus allen erdenklichen Materialien: aus Kunststoff, aus Gas, aus Kügelchen und Gel. Seetang, Butter oder Filz wären genauso unwissenschaftlich gewesen, hätten jedoch nicht das High-Tech-Feeling vermittelt. Die faktischen Folgen waren brutal: Die Läufer rammten beim Laufen die Ferse in den Boden.

Dies führte zu Achillessehnen- und Knieverletzungen. Die Dämpfung dämpfte den Aufprall nicht. Sie absorbierte nur Rückmeldungen über die Bodenbeschaffenheit und leitete den Aufprall verzögert weiter. Der Fersenwinkel war zu steil. Der Schritt wurde zu weit nach vorne getragen. Die Hüfte wurde mit ihrem Schwerpunkt nach hinten verlagert.

Wie kann eine Dämpfung so brutal wirken? Die „Stabilisatoren" in den modernen Laufschuhen verschieben die Körperwinkel beim Laufen in den höher gelegenen Gelenken: in den Knien und Hüften proportional zu ihrem Abstand zum Boden. Die eigentlich nach unten abzuführende Belastung des oberen Teils der Kniescheibe auf den darunter liegenden Teil führt nun durch die seitliche Schräglage bei jedem Schritt zu einer Ableitung der aufgenommenen Energie in die Gelenke. Meniskus- und Kreuzbandschäden sind die Folgen.

Der technische Fortschritt mit dem Ziel, den Absatz und damit den Aufprall der Ferse immer stärker zu dämpfen (die Sportschuhindustrie spricht hier von „Sprengung", also dem Niveau-Unterschied zwischen dem Absatz und der Sohle), führt dazu, dass die Spannung der Achillessehnen verringert wird. Denn die Ferse ragt jetzt höher als der Rest des Fußes. Der Läufer rutscht dadurch in seinem Schuh nach vorne. Dies erhöht den Druck auf den Vorfuß und die Zehen und verursacht Schmerzen.

Mit wissenschaftlicher Forschung haben „Nikes" Versprechen nichts zu tun. Es handelt sich um manipulative Werbeblasen von „Nike", „Asics" und allen folgenden Dämpfermodellen.

3.9 Die Alternative zu „Nikes"?

Der beste Weg zu einem gesunden, stabilen Fuß ist das gelegentliche oder dauerhafte Barfußlaufen. Du kannst auch mit Barfußschuhen starten (zu Maßstäben für echte Barfußschuhe siehe Kapitel 5).

Das bei geübten Barfußgehern bevorzugte Aufsetzen mit dem vorderen Ballen und das dann folgende Abrollen zur Ferse hin stärkt die Bänder. Es baut das Fußgewölbe zusammen mit seinem Längs- und Quergewölbe wieder auf. Und es bewirkt einen federnden, leichten Gang, der keine Stützschuhe und Kunstpolster mehr benötigt.

Der Platt-, Spreiz- und Senkfuß ist das häufigste Krankheitsbild bei Füßen. Dieser Fußverfall ist oft schmerzvoll. Keine Sorge, er bildet sich beim Barfußgehen zurück! Und da die Beine jetzt beim Joggen direkt unter den Hüften bleiben, richtet sich sogar ein verkrümmter Rücken wieder stolz auf.

Selbst ein ungeübter Barfußläufer verfällt bei höherem Tempo und damit höherer Fersenbelastung in die Vorfuß- oder zumindest in die Mittelfußstellung. Hier verringert sich der Aufprall an der Ferse deutlich. Der gesamte Fuß nimmt den Druck auf. Dies wird durch eine Verringerung der Schrittweite erzielt, wobei die Beine deutlich unterhalb der Hüfte verbleiben und der Wirbelsäule Halt bieten.

Beim Barfußgehen spreizen sich die Zehen. Damit verteilen sie den Druck gleichmäßig. In Laufschuhen hingegen verringert sich durch das Zusammendrücken der Zehen die Auflagefläche. Der Fuß muss dann mehr Energie auf kleinerer Fläche aufnehmen.

Wer barfuß joggt, bewegt sich in einer ehrwürdigen Tradition. Die Läufe der olympischen Spiele in der Antike waren allesamt barfuß bewältigt worden! Pheidippides, der nach dem Sieg der Griechen über die Perser die Strecke von Sparta nach Athen im Jahr 490 vor Christus nur in ganz dünnen, barfußähnlichen Sandalen gelaufen war, gilt als Begründer der legendären Marathon-Strecke von 42,195 Kilometern.

Bei den olympischen Spielen 1960 in Rom gewann der äthiopische Marathonläufer Abebe Bikila in dieser Disziplin die Goldmedaille. Er lief die Strecke barfuß in der noch heute fabelhaften Zeit von 2 Stunden und 15 Minuten. Das Training in seiner Heimat hatte Abebe ebenfalls immer ohne Schuhe bestritten.

Es ist ein den Wahnsinn der Kultur spiegelnder Erfolg der Sportschuhhersteller und ihrer Marketing-Abteilungen, wenn sie uns glauben lassen, in ihren Produkten laufe es sich besser, schneller und gesünder. Denn das Gegenteil ist der Fall: Wenn ich einen Muskel dauerhaft stütze und schone, dann stärke ich ihn nicht. Ich schwäche ihn. Nur ein geforderter Muskel bleibt stark. Auch Bänder, die nicht durch ständige Anforderungen gedehnt und gestärkt werden, sondern nur der Formgebung der Schuhe folgen, stützen den Fuß nicht mehr. Sie neigen zur Erschlaffung und zu Verletzungen. Sogar Knochen, die in ihren Gelenken nicht mehr bewegt werden, sondern umfassend gestützt und gepolstert sind, verlieren ihre Tragkraft und Beweglichkeit.

Um das Jahr 2020 herum führten Sportwissenschaftler der Oregon State University in den USA eine umfangreiche Studie durch. Sie verglichen Läufer und deren Verletzungen in gedämpften Schuhen mit der Verletzungsgefahr in ungedämpften Laufschuhen. Die Werbebehauptung, dass ein gedämpfter Fuß weniger verletzungsanfällig und nicht so stark belastet sei wie ein ungedämpfter, wurde dabei widerlegt. Der Untersuchung zu Folge führt die starke Dämpfung sogar zu größerer Instabilität. Sie muss durch eine muskuläre Mehr- oder sogar Überbelastung ausgeglichen werden. Die dicken und gepolsterten Sohlen machen das Laufen zu einer wackeligen, destabilisierenden Angelegenheit. Durch die unzureichende Stabilisierung sind sogar Verletzungen im Sprunggelenkbereich möglich.

Ich zog mir durch Umknicken in Polster-Nikes in einer Turnhalle einen Bänderriss und einen Kapselabriss im Sprunggelenk zu. Beim Joggen in ungepolsterten „Vibram Five Fingers“ auf unebenem, wurzelreichen Waldboden hingegen knickte ich selbst in meinem Anfangsjahr nie um. Dies war anfangs meine größte Angst. Ich hatte damals noch Spreiz-Knick-Senkfüße und hatte bis dahin, auf Anraten meines Orthopäden, immer ein Asics- oder Nike-Modell mit Pronationsstütze – gegen das Umknicken – gekauft.

Ich will jedoch die Minimalschuhe nicht frei von Gefahren sprechen. Das übliche Joggen-und-Träumen-im Wald geht hier nicht mehr. In meinen ersten Monaten mit neuer Fußfreiheit im Wald stauchte ich mir durch das Aufsetzen des Vorderballens öfter die großen Zehen an Wurzeln und Steinen. Zwei Mal blieb ich an einer gemeinen Querwurzel hängen, flog in vollem Tempo hin und kam mit blutigen Knien heim. Ich lernte schmerzlich, dass ich beim Joggen nicht mehr wie bisher vor mich hinträumen konnte, sondern tatsächlich auf den Weg achten musste. Was andere in Kursen für „achtsames Gehen" schmerzfrei einüben, lernst du in kürzester Zeit durch das Joggen in Barfußschuhen. Vor allem die einzeln verpackten Zehe in den „Vibram Five Fingers" verfangen sich gerne in Ästen. Sie sind durch Aufprallen und Abknicken gefährdet, vor allem der für die Balance wichtige große Zeh. Wenn du ein Träumer bist, bleibst du am Anfang besser durch übliche Schuhformen bei Minimalschuhen geschützt – also ohne die Handschuh-artigen Abteilungen für die Einzelzehe.

Kapitel 4.

Entsorge mit den Schuhen auch diese Kultur-Mythen!

Betrittst du ein Schuhgeschäft, dann stehst du vor der Qual der Wahl. Hunderte von Schuhen werden dir angepriesen. Einige werden sogar als gesundheitsfördernd beworben. Doch was ist davon wahr? Und was ist nur ein Werbeversprechen, damit du dein Geld jemand anderem gibst?

Fakt ist, dass viele Schuhe deiner Gesundheit schaden. Du bekommt zwar keine Grippe oder eine andere sofortige Erkrankung davon, denn damit würdest du rascher aufwachen. Viele Schuhe schädigen dich schleichend und chronisch: deine Füße, deine Wirbelsäule, deine Körperstatik, bis hin zu Migräne und abgeklemmten Nervenenden, die eigentlich Organe steuern sollten.

Als ich damals vor der Entscheidung stand, ob ich barfüßig leben will, stieß ich bei meiner Recherche auf die Aussage eines Schuhverkäufers:

„Barfußlaufen ist das Beste, was man unseren Füßen schenken kann. Er ist tatsächlich wahr! Aber wissen Sie eigentlich warum? Barfußgehen fördert die Durchblutung und stärkt das Bindegewebe und die Muskulatur unserer Füße. Wer barfuß geht, kann dafür sorgen, dass seine Füße nicht deformiert werden.

Zudem ist es für Ihre Füße sehr angenehm, wenn sie für eine gewisse Zeit Freiheit verspüren können. Sie bekommen

Luft zum Atmen. Das Barfußgehen lässt sogar zu, dass sich in uns verstärkt Glücksgefühle bemerkbar machen. Grund dafür ist, dass die Nervenzellen, welche sich in unserer Haut befinden, auch in den Fußsohlen, häufig aktiviert werden. Und doch sollten Sie stets darauf achten, dass die richtige Temperatur vorliegt, da kalte Füße oft dazu führen, dass wir uns erkälten."

Zu dem Punkt, ob und wie man im Winter Barfuß leben kann, schau einfach in Kapitel 11.

4.1 Der Flip-Flop-Mythos

Ein Mythos kommt selten allein. So ist es auch bei den Schuh-Mythen. Starten wir mit dem Flip-Flop-Mythos. Sie sollen gut für unsere Füße sein. Doch stimmt das wirklich?

Die Wahrheit oder der Teufel steckt im Detail. Wenn das Fußbett absatzfrei und flach gehalten wird, wenn die Zehen nicht spitz zulaufen müssen und Spiel haben und wenn die Sohle so flexibel ist, dass du noch viel vom Untergrund spürst, dann nähern sich Flip Flops der Qualität von Barfußschuhen an. Dies ist jedoch selten der Fall.

Meist jedoch scheuern sie dir den Zwischenraum zwischen den Zehen auf. Sie führen zu einem latschenden, watscheligen Gang, der wenig mit Abrollbewegungen zu tun hat. Vom Bodenkontakt lassen die Gummischaumsohlen wenig durch, und die dickeren, wertigeren Modelle erst recht nichts. Du trägst nur einfach ein Brett durch die Gegend. Es gibt auch extra Barfußschuh-Modelle, die sogar zum Joggen geeignet sein sollen. Das Modell, das ich mir zum Testen bestellt hatte, ließ sich mit seinen Schnürchen schlecht für einen festen, nicht scheuernden Sitz um meine Knöchel justieren. Zudem fand ich den Preis für eine Sohle mit einigen Schnürchen happig.

Ich selbst „trage" Flip-Flops nur als Notschuhe zum Einkaufen in meinem Rucksack. Ich kann sie rasch anziehen und sie lassen sich nach Kontakt mit meinen schwarzen Sohlen gut reinigen.

4.2 Der Sneaker-Mythos

... besagt, dass Sneaker unseren Füßen guttun. Kunden und Hersteller lieben Sneaker. Du wirkst in ihnen sportlich und und du kannst deine Gruppenzugehörigkeit mit ihnen bekunden. Doch was meinen deine Füße dazu, wenn sie mit den Füßen abstimmen könnten?

Trage deine Sneaker zum Joggen weiterhin während deiner Umstellungsphase, im Wechsel mit Barfuß-Einheiten. Und du kannst sie gern für Fashion-Statements behalten. Besser wäre aber, wenn du zu Sneaker-Imitaten von Barfußschuh-Herstellern wechseln könntest.

Zuviel Gummi in den Sohlen nimmt deinen Füßen den Halt und macht sie im Bodenkontakt orientierungslos. Wenn du sie dauerhaft trägt, riskierst du Platt- und Spreizfüße.

4.3 Der „harte Schuhe für Kinder"-Mythos

Damit Kinder Stabilität beim Laufen bekommen, sollten Eltern ihnen harte Kinderschuhe anziehen. Wahr oder falsch? Dieser Mythos ist definitiv falsch! Die Füße der Kinder sind so empfindlich, dass harte Schuhe ihnen schaden. Sie engen sie die Kinderfüße ein. Wer Kinder beobachtet, weiß, dass sie sich gerne und viel bewegen. Harte Schuhe würden sie nur einschränken. Daher empfiehlt es sich, auf anpassungsfähige Barfuß-Schuhe zurückzugreifen. Sie lassen den Kinderfüßen genug Bewegungsfreiraum und bieten ausreichenden Schutz vor Kälte und Verletzungen. Am besten ist es allerdings, Kinder ohne Schuhe herumlaufen zu lassen. Sie können dann von klein auf zahlreiche Sinneserfahrungen über die Füße machen. Auch ihr Gleichgewichtssinn wird gefördert. Denn dieser ist stark mit den Sinnesreizen über die Füße verbunden.

Und bitte übe nicht mit deinem Kind die sinnlose Umstellung vom „Vorfuß-Gehen" auf den „Fersengang" ein – auch wenn dich liebevoll besorgte Kindergärtnerinnen und Physiotherapeutinnen dazu drängen! Der Kinderfuß ist noch von innerer Weisheit gesteuert. Zerstöre diese Weisheit nicht durch Expertengängelung. Im Vorfußgang erlebt dein Kind noch die volle Sinnlichkeit. Es kann damit balancieren, federn und schleichen wie ein Indianer. Lerne all dies lieber neu von deinem Kind! Du konntest es einst auch. Wecke den Indianer in dir!

4.4 Der orthopädische Erbsünde-Mythos: Unsere Füße sind von Geburt an fehlerhaft?

Ein neuer Mensch ist geboren. So süß und noch so winzig. Doch schnell wird aus dem kleinen Wesen ein großer Mensch. Eltern möchten gerne die Zeit anhalten, um diese mit ihrem Neugeborenen länger zu genießen.

Neben essen, trinken, aufrecht sitzen und die Welt mit allen Sinnen erkunden, möchte der neue Mensch sich fort bewegen. Nach dem Robben und Krabbeln kommen die ersten tapsigen Schritte. Wie geht das mit dem Laufen am besten? Mit Lauflernschuhen oder lieber barfuß?

Für uns Erwachsene ist es alltäglich geworden, Schuhe zu tragen. Sie gehören scheinbar dazu – wie angeboren. Bei Menschen, die sich für ein Leben auf freien Füßen entschieden haben, ist dies anders. Sie fragen ernsthaft, ob es für ihr Kind wirklich gut ist, das Laufen mit Schuhen zu erlernen.

Neben sozialem Anpassungsdruck, einer Leidenschaft für Mode und neben der Selbstwertfrage (Selbstwert im Spiegel der Schuh-Marke) sind eigentlich nur zwei Funktionen von Schuhen sinnvoll: der Schutz vor Verletzungen und der Schutz vor Kälte.

Jungen Eltern wird oft von „hilfreichen“ ÄrztInnen und sogar PhysiotherapeutInnen suggeriert, dass menschliche Füße von Geburt an fehlerhaft und schuhbedürftig seien. Ausgerechnet Schuhe würden dafür sorgen, frühe Fußschäden schnell und leicht zu korrigieren. Und wer will nicht, dass die Kinder beschützt durch die Welt laufen können? Also her mit den Schuhen, Einlagen und Bandagen, oder? (Wenn man etwas von Marketing versteht, weiß man: Je jünger die Kundschaft ist, desto größeren Umsatz wird sie einem lebenslang beschaffen. Jeder Konzern versucht daher, möglichst schon für Kinder und Babys Produkte zu entwickeln. Damit schleicht man sich prägend als vertrauenswürdiger Freund und Partner ins Leben.)

Halten wir kurz inne: Wie hat es der Mensch eigentlich geschafft, eine so erfolgreiche Spezies zu werden? Es funktionierte doch anfangs wunderbar ohne Schuhe!

Durch ärztliche und andere Autoritäten eingeschüchtert, lassen sich viele auf Fuß korrigierende Produkte ein. Von Kleinauf tragen sie unangenehme Einlagen und stützende Schuhe. Vergleichen wir das mit einem Gipsarm. Nach einem Bruch wird der Arm eingegipst und stillgelegt, damit er sich regenerieren kann. Zwar sind nicht alle Schuhe so hart wie ein Gipsbett, doch durch die Dauer der Tragezeit wirken sie ähnlich: Die Füße stecken wie geschient und bandagiert fest und werden kaum beansprucht.

So erzeugen Schuhe das Problem, das sie eigentlich lösen sollen: Die Muskulatur, Knochen, Bänder und Sehnen bilden sich zurück. Zudem verliert der Fuß seine ursprüngliche Form und damit seine Funktionstüchtigkeit. Was hilft dagegen, wenn schädliche Ergebnisse erreicht sind? Natürlich Schuhe!

4.5 Die Welt auf die Füße stellen: Ohne Schuhe hast du weniger Probleme!

Von Verengung des Vorfußes, bis hin zur Verlegung der Zehen im Schuh, wodurch du einen schmerzhaften „Hallux“ (Rheuma am großen Zeh) bekommen kannst - Schuhe richten viel Schaden an unseren Füßen an. Das sagt dir leider kein Arzt, wenn du ihn mit Fußschmerzen, Hallux valgus, Hallux rigidus und eingeklemmten Nerven in den Ballen aufsuchst. Er trägt ja selbst Schuhe und im Kopf den Zeitgeist. Er gibt oft nur das wieder, was man ihm beigebracht hat. Und warum sollte dich ausgerechnet die Schuhindustrie vor ihren Produkten warnen?

Sehen wir uns die Schadensliste, die dir verschwiegen wird, näher an:

- Wie in eine Sardinenbüchse gequetscht: verengter Vorfuß, Hallux valgus und Hammerzehen

Schau dir einmal die Schuhreihen an, wenn du in der U-Bahn oder im Bus sitzt. Wie viele Schuhe werden vorne breiter? Nur einige „Öko-Schuhe". Die meisten Schuhe werden vorne schmaler, weil das modischer aussieht als ein entenfußartiger Ökoschuh. Dummerweise - für die Mode und für den Fuß - wird unser Fuß an den Zehen jedoch breiter. Und wenn wir joggen, fächern sich unsere Zehen noch weiter auf - wenn es ihnen erlaubt wird. Design ist wichtiger als gesunde Füße! Selbst Sportschuhe laufen meist auf eine Spitze zu, statt den Zehen breiten Raum zu geben.

Evolutionsbiologen haben sich die Füße von den Völkern angeschaut, die noch heute ganz natürlich leben und keine Schuhe tragen. Deren Füße haben die Form wie der Buchstabe V. Der Zehenbereich ist der breiteste des gesamten Fußes!

In der westlichen Welt haben die Füße die Form eines Sargs angenommen. Was deine Füße schützen soll, lässt sie verkrüppeln.

- Hallux valgus und Hammerzehen

Dein großer Zeh ist der allerwichtigste: Er ist der Chef für deine Körperstatik! Er dient dir als Anker und stabilisiert den gesamten Körper. Es klingt unglaublich, aber unser großer Zeh entscheidet sogar darüber, wie deine Knie, Hüfte und dein Rücken belastet werden. Behinderst du ihn bei seiner Arbeit, dann können Neurome, Hallux valgus und Arthrosen entstehen. Genau das wolltest du doch mit den Schuhen verhindern, oder?

Der Anblick verformter Füße, leider auch einst schöner Kinder- und Frauenfüße, ist zum Normalzustand geworden. Wilde, starke, wohlgeformte Füße mit langen, frei tastenden und ausgreifenden Zehen muten schon fast schon eklig an.

Manche Schuhe sind noch absurder gestaltet: Ihr vorderer Teil weist nach oben. Angeblich sollst du dadurch besser abrollen. Leider verlierst du dadurch massiv an Stabilität. Der Boden unter den Füßen wird dir und deinem wichtigsten Sensor – deinen Zehen – entzogen. Ausgerechnet bei Joggingschuhe ist dies oft der Fall. Zieh sie einmal bewusst an. Du wirst merken, dass deine Zehen eine Himmelfahrt machen und dir nicht mehr als Bodenkralle dienen dürfen. Jetzt dämmert dir vielleicht, warum du manchmal stolperst oder taumelst. Und du meinst, das läge an mangelnder Kondition?

Deine Zehen wollen dich beim Joggen und Gehen stützen. Hierfür wollen brauchen sie den Bodenkontakt. Zusammengepferchte und zum Himmel weisende Zehe sind wie Gefangene. Der Schuh hat sie lahmgelegt. Wundere dich nicht, wenn du bei deinen ersten Gehversuchen barfuß merkst, wie steif und kraftlos deine freigelassenen Gefangenen anfangs sind. Hab Mitgefühl mit ihnen! Anfangs können sie kaum den Bodenkontakt halten. Wenn es arg um dich und dein Zehnerteam bestellt ist, empfehle ich dir das Kapitel 7.1 über „Toe Yoga“ in diesem Buch, für deine erste Zehenfitness.

Falls du dir Zugang zu Druckmessplatten beschaffen kannst, wirst du sehen, dass die Zehen und vor allem ihr Chef kaum Druck machen können. Im schlimmsten Falle verharrt er in seiner Fehlstellung: nach innen geknickt, und sein Grundgelenk weist wie ein stummeliges Dreieck seitlich zu den kleineren Zehen. Die Schuhe haben deinen Chef geköpft!

Wenn deine Zehen nicht mehr für dich arbeiten können, dann läuft auch oberhalb der Füße vieles schief! Der Schaden kann hinauf bis zu Migräne, schiefen Halswirbeln und eingefallenen Schultern reichen. Die Füße sind das Fundament deines Hauses! Was nützt dir ein schönes Schuh-Design, wenn dadurch das Fundament baufällig wird! Mit verbogenen Zehen bist du gehbehindert, und auch langes Stehen wird dir schwerfallen.

- Mit Absätzen zum Schiefen Turm von Pisa und ab ins Hohlkreuz

Werfen wir einen Blick auf Schuhe mit Absätzen. Du meinst, der Absatz sei wichtig unter deinem Schuh – nur weil er unter fast allen Schuhen zu finden ist? Obendrein gibt es versteckte Absätze, sogar in Joggingschuhen und selbst noch in so genannten Gesundheitsschuhen. Achte hierzu auf das Wort „Fersensprengung". Das Wort meint den Winkel, mit dem dein Körper auf dem Fundament schräg gestellt wird. „Sprengen" ist da als Wort ganz angemessen. Du wirst mit sichtbaren und versteckten Absätzen ausgehebelt, von Grund auf!

Absätze wirken wie Hebel auf alle biomechanischen Funktion zur Fortbewegung. Wenn du oft Schuhe mit Absätzen trägst, dann schadest du zuerst den Fußgelenken. Ihr Bewegungsradius wird stark eingeschränkt. Dadurch verkürzt sich die Muskulatur der Gelenke über die Jahre stark. Beobachtet man Menschen, die Jahre lang Absatzschuhe getragen haben (leider an den Füßen, nicht in den Händen), dann wird man sehen, wie stark ihr Gangbild vom normalen Gangbild abweicht. Ihr Körper kippt nach vorn. Ein Hohlkreuz und eine angespannte Schulter-Nacken-Partie versuchen, den freien Fall nach vorne mit einer Notbremsung aufzufangen. Für Damen ist durch die Schulter-Nacken-Anspannung eine chronische Migräne oft im Leidens-Abo mit inklusive. Das Hohlkreuz führt auf Dauer zu einem LWS-Syndrom: Die verkanteten Bandscheiben lassen grüßen.

- Mainstream-Kultur: Wenn Dummheit normal wird

Durch den Absatz erhöht sich der Druck auf die Zehen und den Vorfuß. Auf seiner schrägen Talfahrt wird der Vorfuß wie eine Wurst in die Schuhspitze gepresst. Oder eher wie Sardinen in eine Büchse? Die Zehen verdrehen sich dabei zur Krallenform. Es entstehen die so genannten Hammerzehen. Man erkennt ihre Qualen daran: Ihr Mittelglied wird nach oben gequetscht, während das Endglied qualvoll nach unten gekrallt ist. Sollen diese Frauenfüße etwa schön aussehen? In schlimmen Fällen hilft nur eine Operation, um die Fehlstellung zu beheben.

Wer Mitgefühl mit seinen Füßen entwickelt und lieber wieder wild, frei und fröhlich durchs Leben spazieren will, der sollte wissen, dass er meist ein Aufbautraining braucht, um die erstarrten Zehen Schritt für Schritt in ihre ursprüngliche Form zu bringen und wiederzubeleben. Geht man zu hart mit sich um und fühllos über alle Schmerzempfindungen hinweg, dann drohen Entzündungen der bislang verkürzten Achillessehne oder an der Plantar-Sehne. Die müden Knochen, Gelenke, Faszien und auch unsere Bänder müssen sich erst wieder an die Belastung und Bewegungen gewöhnen. Unsere Füße steckten jahrelang in Schuhen wie eingegipste Arme, zudem: eingegipst in Fehlstellungen!

Vom Fußbett stillgelegt, kann unsere eigene Muskulatur die Spannung nicht mehr selbstständig aufrechterhalten. Die Gewölbestruktur beginnt zu kollabieren. Ohne das Gewölbe hat unser Fuß keinen Stoßfänger mehr. Dies hat wiederum schlimme Folgen hat: Du riskierst bei anfänglicher Überlastung einen Fersensporn, Ödeme oder gar Ermüdungsbrüche. Starte langsam und achte liebevoll auf deine Schmerzgrenze!

Damit wir stehen, gehen und laufen können, brauchen wir ein Fundament. Dieses Geschenk findet sich in unseren Füße. Leider wurde unserem Fundament – oft mit pseudowissenschaftlichen Argumenten - die Chance genommen, sich natürlich entwickeln zu können, und das seit dem frühen Kindesalter.

Viele Menschen tragen täglich Schuhe. Ausnahmesituationen sind Strandurlaube und im Garten. So schreitet unsere Fußdeformation voran – bis die Menschen glauben, dass Deformation normal sei. (Ich weise darauf hin, dass dies auch für viele andere Kulturbereiche gilt.)

Am tragischsten ist es, wenn man die Ursachen durchschaut hat und sieht, wie bereits Kinder ihre gesunden Anlagen durch wohlgemeinte Fürsorge mit Schuhen nicht ausbilden können. Daher lag mir sehr daran, in dieses Buch ein Kapitel zum Thema Kinder-Fuß-Schutz aufzunehmen. Es lassen sich dann so viele Folgen wie Rückenschmerzen (LWS-Syndrom), Nackenschmerzen (HWS-Syndrom) mit Migräne und Augenproblemen, Hüftleiden, Knieprobleme und Fußschmerzen vermeiden! Statt den Übeltäter in den Schuhen – Tatort Schuh! - zu stellen, werden unnötige Leiden fehlinterpretiert als „natürliche Alterung“. Wenn man sich an einen Arzt oder Orthopäden oder sogar an alternative Heiler wie Osteopathen, Chiropraktiker oder Energiemediziner wendet, behandeln sogar alternative Heiler oft lediglich die Symptome statt dir zu zeigen, dass dein ganzes Fundament schief steht und dass du dadurch auf die schiefe Bahn geraten bist. So wirst du zahlender Dauerkunde. Andere, die tatsächlich Bescheid wissen, tragen zwar selbst Barfußschuhe, trauen aber ihren Kunden nicht zu, die Wahrheit zu ertragen: Deine Eltern und die Normen der Kultur haben dir dein Fundament zerstört.

Wir gehen ins Fitnessstudio, um unseren Rücken und Körper zu stärken – weiterhin in falschen Schuhen. Selbst bei einem einzigen Zentimeter Absatz: Stelle dir ein Hochhaus von 175 Metern vor, dessen Fundament einen Meter schief steht! Dein Rücken gleicht die Schräglage durch ein Hohlkreuz und einen gebeugten Nacken aus. Fange damit an, dein Fundament zu sanieren! Dann richtet sich der Rest von selbst wieder auf. Bzw. dann kannst du dir gezielter Fachleute für die Sanierung der weiteren Stockwerke suchen.

Deine Füße sind sie es, die zunächst Stärkung, Pflege und Förderung benötigen. Sie sind es, die dich durchs Leben tragen. Dein Schuhwerk sollte sich deinen Füßen anpassen und nicht umgekehrt. (In vielen Kulturbereichen bist du es leider gewohnt, dass angeblich immer du falsch bist und immer du die Qualen der An- und Einpassung ertragen solltest. Welcher wohlhabende Mensch oder welcher Herrscher denkt so fügsam und akzeptiert so viele Leiden? Meist sind das nur Menschen, die das Projekt einer eigenen Lebensgestaltung aufgegeben haben.)

Falls dir ein Start auf nackten Sohlen als zu radikal erscheint, dann starte einfach in Minimalschuhen. Auf sie gehe ich im nächsten Kapitel ein.

Kapitel 5

Fast gefühlsecht: Minimalschuhe

Barfußlaufen mit Schuhen – geht das? Ganz einfach: mit Minimalschuhen. Wie es ihr Name schon sagt: Es sind Schuhe, die dir den Weg ins Barfußleben erleichtern sollen. Es sind quasi Minimalisten-Schuhe. Auf alles Fuß-Schädliche wird hier verzichtet. Mitunter sehen sie sogar schön aus. Man nennt sie auch „Barfußschuhe".

Minimalschuhe sind zwar auch Schuhe, aber viel weniger als andere. Das merkt man auch am Gewicht. Sie sollen deine Füße lediglich schützen: vor Verletzungen, Regen, Kälte. Es gibt mehrere Kernelemente, an denen du echte Barfußschuhe erkennst. Ich stelle sie dir jetzt vor. Achte auf diese Merkmale beim Kauf, egal ob du die Schuhe dann zum Joggen, Wandern, auf der Arbeit oder zum Angeben tragen willst.

5.1 Merkmale

- Auf Sprengung wird verzichtet

Was ist eine „Sprengung"? Sie bezieht sich auf das Gefälle zwischen dem Vorfuß und der Ferse. Dieser Höhenunterschied wird in Millimetern gemessen. Dein Naturfuß hat keine Sprengung. Daher sollen Barfußschuhe auch keine haben. Manche nennen Minimalschuhen auch „Niedrigprofil-Schuhe".

Die Sprengung bei gewöhnlichen Kultur-Schuhen beträgt zwischen 8 bis 14 Millimetern. Manche Minimalschuhen haben immerhin noch 4-7 Millimeter. Verzichte lieber auf sie! Im orthopädischen Sinne wäre das bereits die Höhe einer Einlage. Du benötigst sie nicht.

- Dünne Sohlen

Achte auf die Stärke der Sohlen! Gute Barfußschuhe schenken dir ein gefühlsechtes Bodenerlebnis. Du spürst in ihnen fast jedes Stöckchen, das Rutschen im Sand und Steinchen. Bist du neu unterwegs, dann gönne dir anfangs noch eine dickere Sohle – vielleicht, mit Profil, drei bis vier Millimeter dick.

- Die weite Zehenbox

Anders als bei herkömmlichen Schuhen ist der vordere Teil des Schuhs, also dort, wo sich unsere Zehen befinden, bei Minimalschuhen wunderbar weit. Schluß mit den pfeilartig verlegten Zehen! Deine Zehe bekommen genügend Platz, um gespreizt und bewegt zu werden.

- Biegsam und leicht

Die Minimalschuhe sorgen dafür, dass die Füße mit dem Boden im Austausch bleiben. Man hat das Gefühl, dass man tatsächlich barfuß läuft. Dafür ist es wichtig, dass die Schuhe leicht und biegsam sind.

- Auf Pronationsstützen wird verzichtet

Minimalschuhen verzichten darauf ganz. Du findest stützende Einlagen bzw. Verstärkungen weder im Knöchelbereich noch im Bereich des Fußgewölbes.

5.2 Vorteile

Damit du dich besser entscheiden kannst, wie und in welchem Tempo du beginnst, nenne ich dir jetzt einige Vor- und Nachteile von Barfußschuhen. Starten wir mit den Vorteilen.

Mit Minimalschuhen schenkst du deinen Füßen **maximale Bewegungsfreiheit**. Wenn du sie gut wählst (auch das kann anfangs schwierig sein! – weder zu groß noch zu eng), dann sitzen sie **wie eine zweite Haut**. Gute Hersteller von Minimalschuhen achten auf möglichst weiches und superleichtes Material, vom Obergewebe bis zur Sohle. Alles soll so biegsam sein wie dein naturbelassener Fuß.

Die Minimalschuhe schenken deinen Füßen ein **starkes Bodengefühl.** Du hast im wahrsten Sinne wieder ein Gefühl für den Boden unter deinen Füßen. Das ist gerade für ängstliche Menschen ein wunderbarer Weg, um zur Ruhe zu kommen. Sie können statt endloser Grübeleien und Sorgen endlich ihr Verbundensein und ein Getragensein spüren. Der Schwerpunkt der Aufmerksamkeit sackt automatisch vom Kopf in die Füße und in das, was sie hier und jetzt spüren.

Deine Füße bekommen eine **ausgeprägte Trittsicherheit.** Sie lernen wieder zu balancieren und rasch Unebenheiten auszugleichen.

Du trittst zunehmend sanft, fast schleichend auf wie ein Indianer. Das ertastende Gehen ist deine n**atürliche Art zu gehen**. Anfangs sind deine Gelenke zwar in der Umstellungszeit im wahrsten Sinne mit vielen Umstellungen beschäftigt – und hoffentlich nicht damit überlastet (nochmals: Geh die Umstellung laaangsam an!). Nach der Umstellungszeit spürst du, wie sich deine neue Gangart **schonend auf deine Gelenke** und Bandscheiben auswirkt. Du federst die meisten Stöße schon mit deinen Zehen, dem Fußgewölbe und deinem wachsenden Katzenpolster unter der Sohle ab. Der Schuh behindert die Füße nicht mehr an der Arbeit, auf die sie von Natur aus spezialisiert sind. Du benötigst keine Kunststoffpolster mehr als Stoßdämpfer. Daher verzichten echte Minimalschuhe auf ein

Fußbett über der Sohle. Wenn du eines vorfindest, dann kannst du es leicht herausnehmen – und vielleicht für kalte Zeiten in Reserve haben.

Minimalschuhe sorgen dafür, dass auch dein restlicher **Körpers gesünder** wird. So verbessert sich die Haltung deines Oberkörpers. Er richtet sich stolz auf. Bist du früher hin und wieder gestolpert? Konntest du beim Klettern oder auf Skateboards oder beim Standup-Paddling schlecht **balancieren**? Du wirst erstaunt sein, wie gut du Balanceakte zunehmend beherrschst! Allerdings braucht das etwas Zeit. Denn dein Körper muss zunächst die Statik umstellen und neue Tiefenmuskeln ausbilden.

Nicht nur die Fußmuskulatur, sondern auch die der **Waden, Oberschenkel** und sogar die deines **Gesäßes** werden durch das Tragen von Minimalschuhen **gestärkt.**

Und du wirst nur noch selten (meist wenn du längere Zeit sitzt) über kalte Füße klagen. Denn die **Durchblutung wird durch eine abwechslungsreiche Massage vom Bodenuntergrund gefördert**. **Kalte Füße** adé! Die dünnen Sohlen ermöglichen Fußarbeit. Deine Durchblutung wird angeregt. Steinchen, Stöckchen und kleine Unebenheiten sorgen für ständige Massagen.

Wer sich barfuß oder mit Minimalschuhen fortbewegt, gibt seinen Füßen die Chance, sich **optimal zu erholen und zu entwickeln**, da sie nicht länger eingeengt werden.

Es mag lustig klingen: Endlich kannst du in den Schuhen wieder mit den Zehen wackeln! Sie brauchen diese Freiheit, um zu arbeiten. Sie werden gestärkt und **nicht länger eingequetscht**.

Wenn dein neues Paar Schuhe endlich vor dir steht und du damit starten willst, rechne damit: In den ersten Tagen wirst du **Muskelkater** in den Füßen spüren – und wenn du nicht zu bremsen warst, vielleicht sogar ein Brennen. Sei liebevoll zu deinen lieben Füßchen und hole nicht alles in einer Woche nach, was du durch bisheriges Wegsperren versäumt hast. Gib deinen Füßen Zeit zur Auswilderung. Lass sie sich schmerzarm, mit anfangs kurzen Strecken, an ihre neue Freiheit gewöhnen.

Durch den Muskelkater spürst du, dass deine Füße tatsächlich Muskeln haben. Wie bei anderen Körperstellen wird auch dein Fußkater bald nachlassen und irgendwann nicht mehr sein. Ungeduld und Riesenstrecken gleich am Anfang schaden dir.

98 Prozent aller Kinder werden **mit gesunden Füßen geboren**. Wenn du dich für ein Barfußleben und Minimalschuhe entscheidest, wirst du **nach und nach deine ursprüngliche, breite Fußform zurück erhalten**. Auf neuen Trainingsplätzen kann sich dein **Fußgewölbe wieder bogenartig ausdehnen.**

Egal ob ganz barfuß oder in Minimalschuhen – du wirst **bewusster** gehen. Du schaust und erspürst, wie und wo du auftrittst. Glatter Estrich? Holzmaserung, glatter oder grober Asphalt, Waschbeton-Gehwegplatten – all das wirst du bewusst wahrnehmen.

Minimalschuhe **schützen** bei diesen Experimenten deine Füße vor Schmutz und spitzen Gegenständen.

Barfußschuhe unterstützen dich bei der Heilung von Rückenproblemen. Die Fortbewegung in den Minimalschuhen bringt deine Füße in ihre tragende Funktion zurück. Dadurch verbessert sich auch die Haltung des Oberkörpers. Die Wirbelsäule schwingt sich neu ein. Wenn die Oberschenkel- und Gesäßmuskeln stärker werden und wieder auf natürlichem Wege zusammenspielen, ist dies auch **gut für die Bauchmuskulatur und die Lendenwirbelsäule**. Viele Menschen klagen besonders im unteren Rückenbereich über Schmerzen. Wenn alles wieder seinen natürlichen Aufgaben nachgehen kann und sich ins natürliche Lot kommt, werden auch sie nachlassen.

Menschen, die mit Minimalschuhen ihren Alltag bestreiten, sind sogar **schneller unterwegs** und machen **mehr Schritte** als konventionelle Schuhträger. Denn die Länge der Schritte verkleinert sich. Teste das mal mit einem **Schrittzähler!**

5.3 Nachteile

Ja, auch Minimalschuhe haben demnach Nachteile – aber nicht für jeden Menschen. Schauen wir sie uns näher an.

Barfußschuhe sind sehr gesundheitsfördernd. Doch du kannst sie nicht anziehen und sofort erwarten, dass es bereits nach drei oder sieben Tagen mit deiner Fuß-, Bein- und Rückengesundheit bergauf geht. Ich wiederhole hier nochmal: Geh es laaaangsam an! Lass deinem Körper Zeit für die nötigen Umstellungen! Barfußlaufen will neu erlernt sein, auch in Minimalschuhen. Die Erwachsenen haben vieles verlernt, was sie als Kinder noch konnten. Deine fast lebenslang eingesperrten Füße haben zwar Muskeln. Doch du musst sie erst trainieren, bevor du dauerhaft mit Minimalschuhen die Welt eroberst. Mit Ungeduld kannst du dich verletzen.

Geh anfangs nur kurze Strecken mit Barfußschuhen. Lass deinen Muskeln, Sehnen und Bändern Zeit, damit sie sich an die neue Belastung gewöhnen können.

Als Nachteil empfand ich anfangs den hohen Preis der großen Anbieter wie Leguano, Vibram Five Fingers, Vivobarefoot etc. denn ich wollte einfach nur diese Lebensform testen. Inzwischen sind Barfußschuhe glücklicherweise Trend geworden. Du findest Angebote in jeder Preisklasse.

Das Design hat sich endlich auch an die Bürowelt angepasst.

Ein weiterer Nachteil war für mich die mangelnde Regenfestigkeit bei Leguano-Socken und Vibram Five Fingers. Wie oft ging ich auf Reisen mit nassen Füßen durch die Stadt – und durch die Alpen. Inzwischen hat sich auch die Wasserfestigkeit verbessert.

Ein Problem kann auch bei einigen Modellen das kaum vorhandene Sohlenprofil werden. Du liegst dann zwar schön mit der dünnen glatten Sohle auf dem Boden auf – aber auch leicht, vor allem bei nassem Steinboden, nassem Holz oder Metalluntergründen – auf der Nase.

Das geringe Zehenpolster, vor allem beim großen Zeh, kann brutal werden, wenn du zunehmend gelernt hast, vorne zuerst aufzusetzen – und dann mit dem Zeh gegen einen Stein oder eine Wurzel läufst. In den Vibram Five Fingers kann dein großer Zeh auch gemein umknicken. Denn bei den Vibram Five Fingers – das sind die Schuhe, mit denen ich meine Anfangserfahrungen sammelte – sind die Zehen in extra Taschen – wie bei einem Handschuh. Ich kam kaum in die Taschen hinein. Und dann fiel mir auf: Ich muss mir neue Socken kaufen – Zehensocken! Denn mit normalen Socken passen deine Zehen nicht in die Zehentaschen hinein.

5.4 Kritische Stimmen: Ein fauler Kompromiss?

Nein, Barfußschuhe sind keineswegs ein fauler Kompromiss. Falls du eines Tages ganz schuhbefreit leben möchtest: Minimalschuhe helfen dir in der Umstellungszeit für ein Leben ohne Schuhe. Barfußschuhe fördern Sinnlichkeit und Körperbewusstsein. Und sie schenken dir das Verbundenheitsgefühl mit der Erde zurück. Die Schuhe verbessern deine Weise zu gehen. Sie ermöglichen dir einen neuen, geschmeidigen Auftritt. Sie sind eine gute Alternativen für die kalten Monate oder auf der Arbeit. An manchen Arbeitsplätzen ist es nicht erlaubt oder macht es kein gutes Bild, wenn du schuhlos dasitzt. Schuhe und Status sind auch in dieser Gesellschaft noch eng miteinander verbunden.

5.5 Welche Art passt am besten zu dir?

Wer sich für Barfußschuhe entscheidet, sollte zunächst einige Modelle testen. Die Auswahl ist inzwischen breit.

Überlege dir zuerst, wann du sie tragen möchtest: Für einen guten Auftritt auf der Arbeit? Als Schutz gegen Verletzungen in schwierigem Outdoor-Gelände? Als Kälteschutz im Winter?

Barfußschuhe lassen sich in drei Kategorien unterteilen:

- Zehenschuhe
- Klassische Barfußschuhe
- Neoprenschuhe

Worauf solltest du achten, wenn du die Barfußschuhe testen will?

- Einsatzzweck (Nässeschutz, Geländetauglich, Statussymbol auf Arbeit)
- ein echter Barfußschuh (billige, Modelle heißen zwar auch so, aber haben oft eine zu dicke Sohle oder sogar noch einen innen liegenden Absatz, und mitunter wiegen sie viel)
- Verarbeitung
- Tragekomfort
- Design

Inzwischen lassen sich Barfußschuhe für alle Anlässe finden. Sogar für Hochzeiten oder den Besuch einer Oper gibt es zahlreiche Modelle. Im Folgenden stelle ich dir einige Modelle vor, die ich selbst getestet habe.

Leguano aktiv

Leguano zählt zu den großen Herstellern, die den Markt mit erschlossen haben. Ein Verkaufsschlager ist das Modell „Leguano aktiv". Er hat zwar eine Sohle von drei Millimetern und zusätzliche Noppen von fünf Millimeter, aber man spürt dennoch den Boden. Die Sohle ist leicht und biegsam. Sie beschert den

Füßen ein wunderbares Erlebnis – egal ob beim Laufen, Fitnesstraining, Boxen, Tischtennis oder Yoga.

Leguano Sneaker

Sneaker sind allzeit beliebte Modelle, so auch bei Barfußschuhen. Der Schuh erinnert an bequeme Socken. Sie schützen deine Füße vor Scherben oder anderen spitzen Gegenständen auf dem Boden. Wer darin joggen will, wird allerdings den fehlenden Halt im Schuh bemängeln. Du rutschst dann – ähnlich wie in Neoprenschuhen – immer nach vorn. In den teuren Leguano-Socken wirst du dann rasch Löcher beim großen Zeh sehen. Leon startete sein 30-Tage-Experiment (siehe Teil A des Buches) mit solchen Leguano-Socken – bis er zum Joggen lieber auf Vivobarefoot umstieg – ein Modell mit Schnürung für einen besseren Halt.

So richtig wasserdicht ist die Leguono-Socke auch nicht. Und gut belüftet ist sie auch nicht – was für Jogger auch wichtig wäre. Sie atmet wesentlich schlechter als Mesh-Gewebe. Wer einen absolut minimalistischen Schuh sucht und nicht viel damit joggen will, wird an der teuren Socke in türkis, Sand oder mit Ringeln viel Freude finden.

Barfußschuhe für Damen

- **Joe Nimble primaToes:** Diese Schuhe sind die Ballerinas unter den Barfußschuhen. Du kannst sie wunderbar zu Röcken, Jeans und sportlicher Kleidung tragen. Diese Schuhe sind vor allem für warme Jahreszeiten geeignet. Das Mesh-Gewebe ist luftig und der Einstieg elastisch gehalten. Hier drückt und scheuert nichts. Deine Zehen behalten viel Freiheit. Die Sohle ist vier Millimeter dick. Dadurch spürst du den Boden weiterhin gut. Du kannst die Schuhe in der Waschmaschine bei 30 Grad Celsius waschen.
- **Joe Nimble stepToes:** Auch dieses Modell zählt zu den Barfuß-Ballerinas. Falls du vegan lebst, kommen sie aber nicht für dich infrage. Sie sind aus feinem Lammnappaleder und

umschmeicheln Füße mit purem Luxus. Auch hier behalten deine Zehen viel Freiheit.

Das Modell ist Büro-fähig und weiterhin Freizeit-tauglich. Auch seine Sohle ist vier Millimeter dick. Falls du anfangs mehr Polster brauchst oder auch für kühle Tage: Du erhältst beim Kauf herausnehmbare Einlegesohlen mit dazu.

Barfußschuhe für Herren

- **RelaxToes, PrimeToes, AdventureToes:** Diese Schuhe sind für Nicht-Veganer. Sie werden aus weichem Rindleder hergestellt. Sie sind innen gefüttert. Wer legere Outfits mag und dazu die passenden Barfußschuhe sucht, ist mit diesen Modellen von Joe Nimble bestens versorgt. Die Sohlen sind vier Millimeter dick und flexibel. Dadurch kann man den Boden immer noch gut spüren. Sie sind Regen- und Kältetauglich. Für Frostempfindliche gibt es herausnehmbare Einlegesohlen dazu.
- **Joe Nimble BizToes:** Ein Business-Schuh für den Büroalltag aus schwarzem Rindnappaleder mit Lederinnenfutter und 4-Millimeter City-Sohle ohne Absatz. Die Sohle ist flexibel. Hier kannst du dein Barfußschuh-Feeling mit ins Büro nehmen und fällst nicht auf. Die Zehenbox ist weiterhin weit gehalten. Das wirkt nicht so elegant wie bei spitz zulaufenden Geschäftsschuhen. Doch deine Zehe werden es dir am Ende des Tages danken.

Barfußschuhe für Kinder

- **Leguanito von Leguano:** Das sind die Leguano-Socken („Leguano Sneaker“) als Kindermodell. Es gibt sie in fröhlichen Farben. Sozusagen die Stoppersocke für Draußen.
- **KIUU Huggy Vegan Petrol**: Diese Schuhe sind vegan, sehr weich und anatomisch geformt. Sie passen sich den Füßen der Kinder problemlos an und bieten den Kinderzehen jede Menge Freiheit. Die Sohle ist mit ihren gerade mal zwei Millimetern wunderbar flexibel für Kinderfüße.

- **KIUU Calisto Anthracite Waterproof**: Diese Schuhe bestehen aus Naturkautschuk. Der Schuh ist wasserdicht. Dadurch bleibt das Herumtollen in Pfützen vergnüglicher. Die ultraflexiblen Sohlen sind gerade einmal zwei Millimeter dick. Sie geben den Kindern ein natürliches Barfußgefühl. Das Profil der Schuhe ist griffig genug, damit die Kinder beim Spielen nicht ausrutschen. Viele dieser Schuhe werden mit Klettverschluss angeboten, damit die Kinder sie leicht anziehen können. Es gibt aber auch Schnürschuhe von dieser Marke.

KAPITEL 6.

Tipps zum Umsteigen auf ein Barfußleben

6.1 10-Master-Tipps

Wie soll der Umstieg auf ein Barfußleben aussehen? Hier findest du eine Art Masterplan.

Tipp 1: Teste das Feeling auf einer Wiese, im Sand oder auf einem Barfußpfad

Ein urbaner Test auf einer (von Hundekot freien) Wiese, im Sand auf einem Spielplatz, am Strand eines Sees oder der Testlauf auf einem so genannten „Barfußpfad“ bringt dich schon weiter. Ein Barfußpfad wird dir meist in Kurorten angeboten. Er lässt dich wechselnde Untergründe erleben. Man beginnt, seine Füße wieder zu lieben, wenn man spürt, welche Empfindungen durch unterschiedliche Böden in den Sohlen geweckt werden.

Bereits das Laufen auf nachgiebigem Sand oder Moos strafft das Fußgewölbe. Der Gang über steinigen Untergrund löst ein Zusammenziehen der Sohle aus. Der Schritt durch Matsch schenkt dir eine wohlige Streckung zwischen den Zehen, die du schon lange nicht mehr wahrgenommen hast.

Tipp 2: „Barfußschuhe", „Minimalschuhe" – der liebste Freund der Anfängerin und des Büro-Barfüßers

Danach stellt sich die Frage, ob du den neuen Kleidungsstil – den Verzicht auf sämtliches Schuhwerk – in alle Bereiche des Alltags übernehmen möchtest. Oder ob es beim Freizeitvergnügen bleiben soll, zum Beispiel nur beim Spaziergang und beim sportlichen Laufen.

Gerade in der Anfangszeit, wenn du noch in der Testphase steckst und an dir zweifelst, ob du auf Abwege geraten bist, leidest du noch unter den Blicken von Partnerchen, Nachbarn und FreundInnen. Gerade für diese Zeit findest du in den so genannten „Barfußschuhen" bzw. „Minimalschuhen" treue Freunde und Helfer. Eingefleischte Barfüßer wissen zwar auch darüber Kritisches zu sagen: sie seien nicht gefühlsecht genug, die Zehen greifen zu wenig in den Boden, die Füße bekommen zu wenig Luft und Sonne ab, unnötige Kosten, du bist durch die Gummisohle nicht mehr mit deinem Körperkraftfeld geerdet...

Doch vergiß diesen Perfektionismus! Gerade in der schwierigen Anfangszeit sind Barfußschuhe eine tolle Erleichterung. Du bist voll ausgelastet mit den neuen Sinnesreizen, mit neuer Streckenplanung („Heute versuche ich es mal von daheim bis zum Bioladen und zurück barfuß!"), mit Angst vor Verletzungen, mit Muskelkater, weil die Strecke vielleicht doch zu lang war, mit Argumente-Finden, weil du als Abweichler zur Rede gestellt wirst, mit Recherchen im Internet, mit Reue über die Zukunft deiner bisherigen tollen Schuhsammlung – sei es im Bereich Damenschuhe, sei es im Bereich der kostspieligen Laufschuhe, sei es im Bereich Öko-Schuhe. Wie du dich einst über jedes neue Paar gefreut hattest! Wie du sie gepflegt hast! Was soll nun aus ihnen werden? ...

Ich habe Verständnis dafür, was dir in der Anfangszeit alles durch den Kopf schwirren wird. Daher gebe ich dir diesen Entlastungstipp: Entlaste deine Sohlen und entlaste dich sozial vom Druck, zumindest hin und wieder, durch ein Paar Barfuß-Schuhe. Und hab keine Sorge! Es gibt hier inzwischen die verrücktesten Modelle, so dass du weiterhin ein Fashion-Statement machen und deine soziale Zugehörigkeit bekunden kannst. Du kannst wählen zwischen dem Modell „Socke“ (beispielsweise von „Leguano“, „Skinners“, „Beachies“), einem unauffälligen Meshgewebe-Turnschuh bis hin zum veganen oder nicht-veganen Glatt- und Velourslederschuh. Meine erste neue Schuhsammlung bestand aus einem bei Ebay gebraucht ersteigerten Paar „Vibram Five Fingers“ der Untermarke „Bikila Evo“ und einem knallroten Paar Lackschuhe der Marke „Bär“ aus deren Barfußangebot „Joe Nimble Toes“. Sie wurde ergänzt durch meine Neoprenstiefel, die ich bereits für das Seekajakfahren besaß.

Stresse dich gerade in der Anfangszeit nicht unnötig durch kritische Blicke auf deine nackten Füße. Die meisten Menschen tolerieren sie nur beim Strand-Urlaub. Selbst in der Umgebung der Sauna und in der Schwimmhalle kannst du barfuß diskriminiert werden.

Für Menschen, denen ihr Berufsalltag das Tragen von Business-Anzügen, Schutzkleidung oder firmentypische Textilien vorschreibt, wäre das Zeigen nackter Füße sicher zu gewagt. Zu groß sind die Vorbehalte gegenüber dem Bruch mit Konventionen. Außer beim Empfang einer Delegation von Aborigines in ihrer Stammestracht mag wahrscheinlich niemand den Bundespräsidenten oder einen Vorstandsvorsitzenden barfüßig sehen. So wird es Künstlerinnen, Studiobetreibern und Selbständigen überlassen bleiben, den Trend zur Minimierung auf das Wesentliche voranzutreiben.

„Barfußschuhe“ der bekannten Marken wie Leguano, Vivobarefoot, Sole Runner, ZAQQ (anzugtaugliche Modelle!) und Vibram finden sich inzwischen sogar in gut sortierten Schuhläden. Bei „Amazon“ wirst du mit Angeboten überschüttet. In dieser Hinsicht gibt es also keine Ausrede dafür, warum du nicht sofort starten kannst. Du brauchst jetzt weder vor dem gesellschaftlichen Druck, einer nassen oder zu kalten Witterung oder verschmutzten Straßen zurückweichen.

Die meisten Barfußschuhe oder Barfußsocken sind superleicht. Sie bestehen aus atmungsaktiven Stoffen. Die Sohle ist bei echten Barfußschuhen sehr dünn, absatzlos und ungedämpft. Mitunter gibt es eine Einlegesohle, die du aber herausnehmen kannst. Und du müsstest schauen, ob du mit einer fast profillosen Sohle klarkommst oder doch lieber rutschfest unterwegs sein willst. Ich war in meiner Schuhzeit fast nur in Joggingschuhen unterwegs, und bei Nässe rutschte ich in meinen „Vibram Five Fingers“ der Marke „Bikila Evo“ auf einem metallenen Fußabtreter im Joggingtempo aus. Die Sohle war herrlich dünn, aber fast profillos. Ich ersteigerte mir daraufhin von „Vibram Five Fingers“ die Marke „Trek“. Sie befand ich als alpentauglich. Sie bewährte sich, bis auf die nassen Füße in ihr, auch beim Alpenwandern über Geröll. Sei daher sorgfältig bei der Schuhwahl. Schau was dir wichtig ist: Fashion-Statement – Rutschfestigkeit – Wasserdichtigkeit (meine Lackschuhe und ebenso meine Neoprenmodelle sind wasserdicht) – Leichtigkeit und nicht scheuernd beim Joggen – Atmungsaktivität gegen Schweißfüße? Als Beispiel: Meine Halbschuhe „Joe Nimble“ von der Firma „Bär“, die zum Wandern taugen sollen, hatten zwar Profil und waren winterwarm für mich und wasserdicht. Aber sie scheuerten mir die Achillessehenpartie blasig und blutig. Die war sehr schlecht vernäht. Sie taugten wirklich nur zum Wandern. Doch zum Wandern fehlte mir der Zehengrip, mit dem ich mich mit den „Vibram Five Fingers“ in den Boden krallte.

Die Leichtigkeit, die dünne Sohle ohne Absatz und im Extremfall die handschuhgleichen Extra-Zehentaschen der von mir geliebten „Vibram Five Fingers“ ermöglichen dem Fuß das Ertasten und eigenständige Ausbalancieren des Untergrundes. Selbst zu chronischen Kalte-Füße Opfern (wie mir einst) kam die Erkenntnis: Meine Füße arbeiten wieder! Und ein arbeitender Muskel wird nicht kalt. Kalte Füße adé! Allerdings gilt: Sobald du länger barfuß herumhockst – daheim oder in einem Café – werden deine ruhiggestellten Füße kalt. Für solche Zeiten lohnt es sich als total-Barfüßer am Anfang, Schuhe in Reserve bei sich zu haben.

Tipp 3: Starte in deinen vier Wänden!

Ich empfehle daher, mit dem Barfußgehen im privaten Bereich anzufangen: Zieh beim Nachhausekommen Schuhe und am besten auch gleich die Socken aus. Erfühle den Teppich, die Fliesen im Bad, das Holz der Treppen. Gib deinen Füßen ihren Raum zum Entfalten wieder. Setze sie wechselnden Temperaturen aus. Fußpilz, der mich in Turnschuhen oft plagte, ist durch viel Luft und Sonne zwischen den Zehen fern geblieben. Selbst unter Sportduschen verzichte ich auf die mir früher wichtigen Badelatschen. Ich habe mir dort nichts mehr eingefangen. Die Füße scheinen einen natürlichen Selbstschutz zu entwickeln. Bei einer Freundin war sogar ein hartnäckiger Nagelpilz nach einem Jahr barfuß leben verschwunden, ohne die üblichen Hilfsmittel wie Lacke und ständiges Abfeilen. Zeh und Nagel sehen wieder frisch aus. Der Pilz hat sein Wellness-Milieu verloren. Er kann den Sonnenstrahlen nichts entgegensetzen.

Tipp 4: Vorsicht: Die meisten sterben zu Hause!

Ich will auch das barfüßige Leben daheim nicht romantisieren. Hier liegen zwar keine Glasscherben oder Hundehaufen herum. Jedoch bleibt zu bedenken: Die meisten Unfälle geschehen daheim! Dies gilt auch in der Rückschau für meine Umstellung auf barfuß. Ausgerechnet daheim brach ich mir in drei Situationen jeweils einen Zeh. Einer der Unfälle geschah in der Wohnung eines Freundes. Warum ausgerechnet daheim? Wenn ich mich im Freien bewege, dann bin ich wachsam. Daheim schläft mein Warnsystem. Ich fühle mich hier sicher. Der Boden ist meist flauschig und warm. Ich bewege mich fast schlafwandlerisch durch Türöffnungen und an Schrankkanten vorbei.

Der große Unterschied ist aber: Früher waren meine – damals immer kalten – Füße durch einen klobigen Socken-und-Filzpanzer geschützt. Ein Donnern gegen eine Türkante und ein herabfallendes Messer waren kaum spürbar. Diese Knautschzone fehlt jetzt! Meine schmerzliche Schadensbilanz: Zwei kleine Zehen links brach ich mir in zwei Situationen an einer

Türkante. Der halbe Zentimeter, den ich zu schnell vorgeprescht war, war jetzt schutzlos der Kante ausgeliefert. Mein armer großer linker Zeh wurde durch ein Indoor-Surfboard gespalten, im vorderen Zehenglied. Die Ärzte gratulierten mir zu dieser Glanzleistung: Ein messerscharfer Längsbruch! Das Mehrschicht-Holzboard stand auf seinem U-förmigen Ende an einen Schrank gelehnt. Beim Öffnen einer Schublade hatte ich es leicht bewegt. Es sauste wie ein Fallbeil auf meine Zehen nieder. Dem Gewicht konnte mein filzfreier Zeh nichts entgegensetzen.

Falls du dich an dieser Stelle fragst, ob Du dann ewig auf Gipsen als Anfänger durch die Gegend humpeln wirst, kann ich dich trösten. Gebrochene Zehen werden meist nur aneinander getaped. Der gesunde Nachbarzeh dient dabei als Halteschiene. Ein Profi verbindet das Ganze noch mit dem Vorfuß. Damit kannst du dann recht unauffällig humpeln. Nur bei meinem großen Zeh, der für das Abrollen und die Statik der Chef ist, war leider doch ein leichter Gips angesagt. (Er war so leicht, dass ich damit meine Rettungsschwimmer-Prüfung ablegte, ohne unterzugehen.)

Eine weitere Warnung für NeueinsteigerInnen: Menschenmengen! Das Gedränge auf Märkten, in der U-Bahn oder auf Konzerten führt zu Momenten, bei denen man einander auf die Füße tritt. Schützt dich dein Schuh, dann kannst du das den Anderen leicht verzeihen. Unbeschuht können Absätze und Rollkoffer dir deine Zehen oder zumindest die Nägel brechen. Du wirst hier instinktiv rasch die neuen Gefahrenquellen wittern.

Mit diesen Warnungen wirst du besser gewappnet sein als ich mit meinem neuen Glücksgefühl als Anfängerin. Du kannst viel vorsichtiger dein Neuland genießen. Hattest du vorher Haltungsschäden? Du wirst beginnen, gerader und aufrechter zu gehen, weil der Absatz dich und deine Schultern nicht mehr nach vorne fallen lässt. Dein Fundament ist jetzt eben. Sie wirst nach tapsigen ersten Tagen seltener stolpern und irgendwo hängenbleiben. Ein Umknicken auf nacktem Fuß ist praktisch unmöglich. Er hat sein Frühwarnsystem aktiviert. Selbst in verblocktem Gelände knicke ich nicht mehr um.

Nimm auch kurze Wege wie zur Mülltonne „unten ohne" wahr. Du wirst staunen, was für ein Erleben dies deinen Füßen beschert! Eine Dusche aus Sinnesreizen! Du spürst die Blasen im PVC-Belag im Treppenhaus, die Sandkrümel auf den unteren Treppenstufen, die Kokosmatte und den Gitterrost am Eingang, den rauen Betonsockel, die im Mosaik gelegten Pflastersteine, den kleinen Streifzug über die Wiese. Nur vor dem Glascontainer schau genau auf den Boden! Falls ich Glas einwerfen will, trage ich Flipflops mit mir.

Deine Sohlen werden sich schnell an die kleinen gemeinen Steinchen gewöhnen. Du wirst stolz auf deine Füße sein, wie rasch sie Spitzen oder scharfe Kanten durch Gewichtsverlagerung ausgleichen.

Du wirst kaum noch unter Schweißfüßen und Hühneraugen leiden, weil Luft deine Füße umweht und Druckstellen nur noch durch Massagesteine beim Gehen kurz entstehen.

Tipp 5: Suche das Naturerlebnis und bau dir Katzenpolster unter den Pfötchen auf!

Steigere dein Barfuß-Erlebnis und beginne damit, in der Natur Barfuß-Spaziergänge zu unternehmen. Dadurch entwickelst du langsam und genüsslich das, was ich „Katzenpolster" unter den Fußsohlen nenne. Du wirst, je nachdem wie du deine Strecke steigerst, in etwa einem halben Jahr Naturgel unter deine Füßchen bekommen! Das sind endlich willkommene Fettpölsterchen am richtigen Ort! Sie schenken dir ein sanftes Auftreten, Wärmeisolation und im Verletzungsfalle eine Schutzschicht für Fremdkörper. Sie sind umgeben von einer Lederhaut. Du wirst also nur an vordeformierten Fußzonen, die bereits anfällig für Hornhaut sind, mehr Hornhaut bekommen. Meist ist das am großen Zeh und am hinteren Rand der Ferse. Ansonsten bleibt der unsensible Huf ein Märchen. Katzen und Hunde bekommen ja auch keine Hufe vom barfüßigen Streunen. Nein, du wirst genauso niedliche Pölsterchen unter den Pfötchen bekommen wie sie! Dann kannst du dich anschleichen wie ein Indianer. Tapse und taste dich auf Wiesen, Waldwegen und im Garten ins Fußglück vor!

Tipp 6: Gehe laaangsam vor!

Menschen, die bisher normale Schuhe getragen haben und nun auf ein Barfußleben umsteigen, sollten sich bewusst sein, dass ihre Zehen stets auf engem Raum auskommen mussten. In Barfußschuhen haben sie zwar endlich Freiheit. Doch sie bringt auch Abenteuer und Gefahren mit sich.

Der Fuß hat 33 Gelenke (7 Fußwurzelknochen, 5 Mittelfußknochen, 14 Zehenknochen) und ein spezialisiertes Team aus 20 Muskeln und 114 Bändern. In Otto-(Ottilie)-Normalschuhen hatte dieses Team fast nichts zu tun. In Barfußschuhen ist es plötzlich für den Ernstfall gefragt und soll schwer arbeiten.

Überstürze daher nichts! Deine Spezialisten müssen aus dem Tiefschlaf erwachen. Sag deinen Schlafmützen fröhlich „Guten Morgen!“ und lass sie sich an die neuen Abenteuer gewöhnen. Ich vertraute auf meine starken Bar-Füße und holte mir trotzdem nach jahrelangem Barfussleben und -Joggen in der Stadt und auf Waldwegen nach fünf Tagen Alpenwandern (mit 10 Kilo Rucksack, inklusive Zugspitze) eine Reizung der Achillessehne. Sie ertrug den Winkel mit der ständigen Überdehnung beim Bergauf-Wandern nicht mehr. Etwas Entlastung brachten mir Bergwanderstöcke. Ich hätte sie von Anfang an einsetzen sollen. Erst mit dreimonatigem Joggingverzicht erholten sich meine Sehnen langsam im Flachland. Ich hatte die Überdehnung beim Bergauf-Wandern unterschätzt.

Tipp 7: Barfußzeit ist kostbar: Verschaffe dir viele Barfuß-Minuten!

Bewege deine Zehen. Lass deine Füße durch den Sand gleiten – und sei es auch nur in einem Sandkasten. Genieße die Sinnesreize. Du wirst merken, dass es wenig Schöneres gibt als deiner eigenen Natur endlich Raum zu geben! Wir starten deine Wieder-Auswilderung!

Deine Füße sind wie deine Hände voller Nervenenden. Ab jetzt bekommst du zwei weitere sinnliche Hände! Nach einer langen Zeit im stinkigen dunklen Fußleder beginnt deine sinnliche Rückverbindung mit der Erde. Du wirst mit Sinnesreizen überflutet werden. Du wirst eine Liebesgeschichte mit deinen eigenen Füßen beginnen. Sie sind deine wunderbaren Erdfühler.

Tipp 8: Ein Leben voller Bewegungsfreude – und sei es „nur Zehenwackeln"

Bewegung ist Leben. Du bist für Bewegung geschaffen! Du bist der größte Ausdauerläufer, die größte Ausdauerläuferin auf Erden, die es gibt! Du bist eine Tänzerin! Du bist ein Kletterer! Du bist ein Schwimmer! Du bist keine Immobilie! Vergiss deine Immobilisierung durch endlose Schuljahre, Studienjahre und für die Meisten im Büro-Käfig. Leben ist Bewegung voller Sinnlichkeit. Das Gehen auf freien Füßen bringt dir deine Bewegungsfreude aus dem Urlaub und den Kindertagen zurück.

Versuche ab jetzt auch, so wenig Zeit wie möglich sitzend zu verbringen. Weder deine Füße wollen eingesperrt sein noch will deine Hüften wie ein Zementsack irgendwo abgestellt sein. Die Sitz-Schwere bringt dich auf Dauer um!

Du bist zu kaputt, um zu stehen oder dich zu bewegen? Dann fangen wir ganz klein an: Wie wäre es mit Toega? Noch nichts davon gehört? Toega ist Yoga für Füße, genauer: für die Zehe – toe yoga! Im Kapitel 7.1 erfährst du mehr darüber. Mit Toega stimmst du deine Füße auf das freie Leben ein. Du schenkst ihnen vorsichtig ihre Beweglichkeit zurück.

Tipp 9: Die Hygiene-Frage: Hole ich mir Fußpilz?

Viele Menschen meiden das Barfußlaufen aus der Sorge heraus, sich mit Fuß- oder Nagelpilz zu infizieren. Das Gegenteil davon ist richtig: Das Laufen ohne Schuhe kann uns vor Pilzinfektionen schützen.

Rund 20% der Deutschen sind von Nagelpilzerkrankungen betroffen. Denn im feuchtwarmen Milieu geschlossener Schuhe haben Pilze ideale Lebensbedingungen. Im Englischen heißt der Fußpilz „athlete's foot" (Sportlerfuß). Denn regelmäßige Sportschuhträger sind davon besonders oft betroffen. Sogar Badeschlappen begünstigen Infektionen, denn in der Feuchtigkeit darin können sie sich besonders gut verbreiten.

Barfußläufer leiden wesentlich seltener an Fußpilz. Denn an der Luft sind die Füße von einem trockenen Milieu umgeben. Bei trockener, gesunder Haut hat der Pilz keine Chance. Die gute Durchblutung, die durch Barfuß-Laufen angeregt wird, sorgt für eine Temperatur von deutlich über 35 Grad. Der Pilz mag kalte Füße.

Tipp 10: Joggen

Es macht wenig Sinn, wenn du in deiner Freizeit barfuß oder in Minimalschuhen unterwegs bist, aber weiterhin in supergedämpften High-Tech-Schuhen joggst. Anfangs empfiehlt es sich, langsam und vorsichtig auf den neuen Laufstil umzusteigen. Deine Füße sind es einfach nicht gewohnt, ohne schützende und stützende Außenhaut bewegt zu werden.

Wer die Möglichkeit hat, ein Laufband zu benutzen, der möge dies bitte tun. Solch eine gerade Strecke ohne Hindernisse und harte Spitzen ist bestens dafür geeignet, um die ersten langsamen Schritte auszuprobieren und dabei die Ferse (im bislang gewohnten Laufstil) weiterhin ungedämpft zuerst aufzusetzen. Nach wenigen Metern verkürzt man dann automatisch seine Schrittlänge, um die Ferse nicht mehr wie früher steil in den Boden zu rammen, sondern sie sanft aufzusetzen und dann über den gesamten Fuß bis über die Zehen abzurollen.

Deine Achillessehne wird gestrafft werden. Die Zehen spreizen sich, nicht länger durch den Schuh eingeengt, beim Abrollen nach außen. Du wirst den Untergrund mit der Sohle wahrnehmen und direkt ausbalancieren können.

Steigere langsam die Laufgeschwindigkeit. Während wir dabei in herkömmlichen Laufschuhen im Fersenlauf bleiben, also die Hacke wie immer zuerst aufsetzen, wechseln wir barfuß automatisch in den Mittelfuß-, ganz wenige sogar in den

Vorfußlauf. Das rhythmische Aufsetzen mit der Ferse verstummt nun völlig. Fast geräuschlos laufen wir nun unter Einsatz der gesamten Fußsohle über die Zehen unsere Strecke ab. Deine Beine verbleiben nun direkt unterhalb der Hüfte. Die Hüfte wird zentraler und zur ruhigen Basis zwischen Oberschenkelknochen und Wirbelsäule, statt nach vorne zu kippen. Dein Oberkörper richtet sich unbewusst dabei auf. Du siehst nicht länger aus wie ein stürzender Orang Utan. Deine Arme werden nicht mehr so weit ausschwingen. Denn oberhalb der Hüfte sind viel weniger Pendelkräfte auszugleichen. Sie verbleiben angewinkelt näher am Oberkörper. Dies spart Energie und Kraft. So waren unsere Jagd-Vorfahren vor Tausenden von Jahren unterwegs: barfuß, in kleinen, weichen Schritten, die Arme ruhig am Oberkörper. Der Oberkörper war dabei stolz aufgerichtet und nicht nach vorne gekippt.

Übertreib am Anfangs nicht! Du riskierst in der Anfangszeit Ödeme und sogar Überlastungsbrüche in den Knöchelchen deiner Fußsohle. Du wirst spüren, wovon ich rede. Dir fehlen noch die Katzenpolster, also das Naturgel unter den Sohlen. Die Sehnen und Faszien sind noch – wie nach jahrelangem Fußgips Tragen – schrecklich verkürzt und teils versteift. Bedenke: Muskeln passen sich schneller an als Sehnen! Und die Knochen brauchen am längsten bei der Umstellung. Ärgere also deine Fußbett-Knochen nicht zu arg durch Überlastung. Beachte liebevoll deine Schmerzgrenze beim Druckschmerz auf die Knochen.

Nach dem ersten Lauf wirst du die stark beanspruchten Achillessehen spüren und den daran weiterführenden Unterschenkelmuskel, denn jetzt läufst du ohne Absatz bzw. ohne „Fersensprengung". Das sind deine Achillessehnen nicht gewohnt. Die Bänder deines im Laufe der Zeit erschlafften Fußgewölbes werden gedehnt und gereizt sein. Die Zehen werden vom ständigen Abrollen stark durchblutet sein. Lass deinen Füßen Zeit, sich zu erinnern, wozu sie da sind und was sie eigentlich können.

Daher solltest du zu Beginn lediglich zwei oder drei Laufeinheiten in der Woche à 30 Minuten einplanen. Ich selbst hatte mir eine Zeitlang erlaubt, zwischen Joggen in den neuen

Barfußschuhen und Joggen wie gewohnt in meinen gedämpften Asics Gel-Schuhen zu wechseln. Mein Körper hat diese Erleichterung dankbar angenommen.

Wenn du für die ersten nackten Jogging-Schritte kein Laufband zur Verfügung hast, dann starte draußen unbedingt in Minimalschuhen. Die geringere Empfindsamkeit für den Untergrund wird aufgewogen durch den Schutz vor spitzen Steinen, Schmutz und Nässe. Du bist beschäftigt genug, um dich auf den neuen Laufstil zu konzentrieren. Es wäre jetzt zu viel, wenn du gleichzeitig ständig wach den Boden sondieren müsstest, um Gefahren für deine Füße zu erspähen. Anfangs fehlt dir noch das Auto-Radar dafür. Du wirst es aber mit der Zeit aber ausbilden. Wer trotzdem gleich richtig barfuß starten möchte: Es empfiehlt sich, immer etwas Desinfektionsmittel oder zumindest etwas Wasser zum Abwischen und Ansehen der Wunde und ein paar Pflaster mit sich zu führen (siehe Kapitel: Notfallapotheke 12.2). Deine sockenverwöhnte Sohlenhaut kann noch nicht Dornen oder eine Scherbe blitzschnell ertasten und das Gewicht um die gefährdete Stelle herum neu verteilen. Daher kann es rasch passieren, dass du dir einen Fremdkörper einläufst. Eine kleine Pinzette zum Entfernen solltest du daher auch immer bei dir haben.

Ich selbst war schon recht bald ganz barfüßig auf Berliner Gehwegen joggen. Mich faszinierte es, wie rasch meine Füße ihr Gewölbe wieder aufgebaut hatten und welche Federleistung darin steckte! Ich hatte schnell mein inneres Radar für Gefahren aktiviert: Glasscherben blitzen in der Sonne und liegen meist um Bushaltestellen und Einwurfcontainer herum. Heißen Teerbelag meiden und auf Schattenstellen ausweichen. Grobe Asphaltsorten voller Schottersteine meiden. Die verwandelte Welt durch Regen hatte ich aber nicht rechtzeitig erfasst: Bei Regen klebt dir jedes spitze Steinchen an der Sohle. Du müsstest fast bei jedem Schritt anhalten, um es abzuwischen. Und bei Regen blitzen Glasscherben nicht mehr in der Sonne. Sie werden durchscheinend und unsichtbar, jedenfalls die ganz kleinen.

So joggte ich, die Steinchenschmerzen ignorierend, mit zusammengebissenen Zähnen weiter. Erst daheim prüfte ich meine Sohle, denn eine Stelle piekste besonders heftig. Nochmaliges Abwischen half nicht. War da ein kleiner Schnitt? Eine Lupe zeigte keinen Fremdkörper. Zwei Tage später humpelte ich in eine Notfallambulanz. Ich hatte Glück im Unglück. Ich hatte mir eine winzige Scherbe eingelaufen. Sie blieb auch für den Operateur unsichtbar. Mit einem Kugelschreiber hatte ich immerhin den Schmerzbereich eingekreist. Scherben sieht man auch im Röntgenbild nicht. Das gleiche gilt für Dornen und Holzsplitter. Der Chirurg schnitt mit lokaler Betäubung ein erbsengroßes Stück Gewebe aus meiner Sohle, in der Hoffnung, dass wir damit die kleine Scherbe mit entfernt hatten.

Ich litt Qualen in den Wochen der Heilung. Denn der OP-Schnitt schmerzte ähnlich wie die Scherbe. Hatte der Arzt sie wirklich entfernt, oder war alles vergeblich und die Scherbe weiterhin drin? Zudem verheilt ein OP-Schnitt in der Sohle besonders schlecht. Durch eine Fehlbelastung platzt ein tiefer Schnitt schnell wieder auf. Dann beginnt die Heilungszeit von vorn... Nach diesen quälenden Wochen, die ich meist sitzend verbrachte, merkte ich, dass ich Glück hatte und war dem Arzt zutiefst dankbar für seine OP-Expedition in meiner Ferse: Er hatte die Scherbe im Gewebehaufen mit entfernt. Merke dir den Leitsatz: Sobald etwas piekst, bleibe SOFORT stehen und schaue SOFORT nach! Ich habe fast immer etwas Wasser dabei, um die Staubschicht abzuspülen und genau prüfen zu können. Und eine Pinzette oder zumindest eine Nadel, um pieksende Fremdkörper herauspulen zu können. Mit der Zeit fand ich auch eine kleine Lupe sinnvoll. Denn die Spitzen von Dornen sind schwer zu erkennen. Oft bricht ein Dorn ab, und nur die Spitze bleibt im Fuß zurück. Würde man damit weiter laufen, dann macht sich die Dornenspitze spätestens nachts beim Einschlafen bemerkbar.

Um mir diesen Ärger zu ersparen, trage ich bei Regenwetter immer Barfußschuhe. Ich muss dann nicht mehr dauernd anhalten, abwischen und nachschauen.

Wenn du diesen beiden Anfängerfehlern: 1. der Überlastung und 2. Gefahrgut ausweichst, wirst du bald viele Kilometer schaffen. Du wirst ausdauernder und deine Füße kraftvoller. Nach den ersten Tagen oder sogar Wochen voller Reizungen und Umstellungen werden Fuß-, Fußgelenk- und Knieschmerzen der Vergangenheit angehören. Rücken- und Hüftprobleme werden vergessen sein. Auch kalte Füße, Fußpilz und Hühneraugen werden sich von dir verabschieden. Wer schon einmal eine Fußreflex-Zonen-Massage erlebt hat, wird sich an die positive Stimulation des Immunsystems, der Verdauung und des Herz-Kreislauf-Systems erinnern. All das beschert dir, nach der Umstellungsphase, nun ein einziger Spaziergang.

Es reicht nicht, wenn du dir nur im Kopf das Wissen über das Leben auf freiem Fuß stapelst. Deine eigenen Füßen haben während ihrer fast lebenslangen Gefangenschaft vergessen, was sie eigentlich können. Daher ist es anfangs wichtig, einige Übungen durchzuführen, um gefahrlos und gesund umsteigen zu können. In diesem Kapitel erhältst du viele Übungen und Tipps.

6.2 Barfuß Stehen

Damit das Barfußlaufen tatsächlich deiner gesunden Fortbewegung dient, ist es wichtig, dass du zunächst das Stehen auf blanken Sohlen beherrschst. Jetzt magst du denken: „Was hat denn Stehen mit Gehen zu tun?" Leider haben wir durch die Absätze verlernt, aufrecht und stolz zu stehen.

Übung:

Stelle dich barfuß hin und wackle mit den Zehen. Lasse dich im Wechsel von den Fersen zum Fußballen schaukeln und umgekehrt. Deine große Zehe dient dir als Anker und bleibt mit dem Boden verbunden. Zwischen dem ersten und zweiten Mittelfußknochen sollte sich das Gewicht verteilen.

Achte darauf, wie sich das anfühlt. Verteilt sich das Gewicht tatsächlich gut? Achte auch darauf, wie dein Körper reagiert. Schaffst du es, das Gleichgewicht zu halten oder schwankst du hin und her?

Wenn du das sichere und ausbalancierte Stehen trainiert hast, kannst du fröhlich das Gehen üben.

Um die Füße an die neue Belastung zu gewöhnen, solltest du langsam vorgehen. Beginne damit, über verschiedene Oberflächen zu gehen. In manchen Städten gibt es Parks mit Barfußstrecken. Ein Spielplatz bietet dir aber auch schon einen guten Trainingsuntergrund.

Ich hatte mir anfangs in meiner Stadtwohnung einfach Kisten mit verschiedenen Materialien hingestellt. So konnten sich meine Füße liebevoll an unterschiedliche Böden gewöhnen, die mich draußen erwarteten.

Probiere beispielsweise folgende Materialien:

- Sand
- Kies in verschiedenen Größen
- Tannenzapfen
- Trommelsteine (Kiloware Halbedelsteine bei Ebay)
- Bruchstücke aus Bergkristall oder Rosenquarz (Kiloware von Ebay)
- Rindenmulch
- Kokosfußmatte und stachelige andere Fußabtreter
- Äste
- Kalt-Wassertreten bis Wadenhöhe in der Badewanne

Es genügt, wenn du dich anfangs nur wenige Sekunden auf solch einen Untergrund hinstellst. Du kannst dich dabei sogar an einer Tischplatte abstützen. Der Trainingseffekt ist trotzdem enorm. Du wirst spüren, wie deine Füße noch lange danach durchblutet und wach sind. Fange daher nicht gleich an, minutenlang auf den Materialien herumzulaufen. Geh es spielerisch an! Wer zuviel auf einmal will, riskiert Ödeme. Du spürst bei Überlastung noch am nächsten Tag, wie deine Fußknochen beim Gehen schmerzen.

Eine andere gute Gleichgewichtsübung sind **Kniebeugen**. Achte wieder darauf, wie sich dein Gewicht verteilt und wie tief du gelangst, ohne aus der Balance zu kippen.

Auch das Spazieren auf einer alten Matratze kann dir fröhliche Dienste dabei leisten, um deine innere Balance wiederzufinden. Mitunter gibt es solche Fundstücke in großstädtischen Gemeinschaftskellern – und du kannst das Ding dort nach dem Training gleich stehenlassen.

6.3 Barfuß Joggen

Kann man wirklich ohne Schuhe joggen? Halten die Füße diese Belastung über längere Strecken aus? Beim Barfuß-Joggen ist es wie mit dem Gehen: Es kann erlernt werden. Die Schuhe einfach auszuziehen und von heute auf morgen barfuß loszujoggen, das wäre fahrlässig.

Trainiere zunächst in deinem Zimmer-Indoor- oder in Outdoor-Barfuß-Parcours. Dadurch regst du die Durchblutung deiner Fußmuskeln an. Deine Faszien werden langsam weich und beweglich. Je geschmeidiger sie sind, desto weniger Schmerz wirst du auf groben spitzen Untergründen empfinden. Deine Füße schmiegen sich dann solchen Böden an, statt starr in die Gegenspannung zu gehen. Wenn du nach einiger Zeit solche Aufwärm- und Lockerungsübungen gut überstanden hast, kannst du über deinem heimischen Parcours gehend mehrere Runden drehen. Das stärkt enorm deine Fußmuskeln und fordert auch deinen Gelenken und Balanciermuskeln im Körper einiges ab.

Der Orthopäde Christian Kinast rät dazu, sechs Monate einzuplanen, um das Laufen ohne Schuhe zu trainieren. Hierbei ist es wichtig, dass die Füße vor allem in den ersten vier Wochen langsam vorbereitet werden, gerade wenn wir von den üblichen Zivilisationsschäden ausgehen:

- Fehlstellung des Fußes

- Magere, knochige Füße

Zusätzlich zu deinem Fußmassage-Parcours übe jeden Tag rund zehn Minuten auf weichem Untergrund zu gehen oder zu laufen. Aus Mangel an hundekotfreien Wiesen übte ich in Berlin anfangs täglich zehn Minuten auf Sand draußen und dann später auf dem Betonfußboden meines Balkons auf der Stelle. Wo ein Wille ist, ist auch ein Weg. Zehn Minuten auf der Stelle zu joggen, das war täglich möglich und aufgrund der sensorischen Reize auch nicht so langweilig wie man sich das denkt. Danach hatten meine Füße auch absolut genug. Ich stieg dann wieder in meine beliebten Polsterjogging-Monster um, um wie bisher meine Runde um die Krumme Lanke und den Schlachtensee zu joggen. Der Wechsel zwischen dem neuen Stil und dem alten war in der Umstiegszeit kein Problem. Deine Füße danken dir für die Geduld.

Willst du dann immerhin schon barfuß draußen umherspazieren? Dann solltest du überprüfen, ob deine Tetanus-Impfung auf dem aktuellen Stand ist. Gerade am Anfang, wenn dein Unbewußtes noch keinen Routinescan für mögliche Gefahren macht, läufst du im wahrsten Wortsinne Gefahr, dir alles mögliche einzutreten. Kleine Steinchen können so scharf sein wie Glasreste. Auf dich lauern tatsächlich Dornen, Wespen, Splitter. Dir fehlt anfangs noch die schützende Lederhaut und die Speckschicht unter der Fußsohle. Sie federt wie eine Isomatte bzw. ein Anti-Reifenplatt das Meiste ab.

Wer barfuß joggen möchte, muss auch wissen, dass die Bewegungen anders ablaufen als mit Schuhen. Beim Barfußjoggen gehen die Bewegungen eher aus den Knien heraus. Trägt man herkömmliche Schuhe beim Joggen, geschieht das Abfedern von der Ferse aus. Jogger ohne Schuhe federn eher im Bereich des Vorderfußes ab, sobald der Fuß auf dem Boden aufkommt. Beim barfüßigen Joggen werden die Schritte viel kürzer und die Körperhaltung wird aufrechter.

Das klingt kompliziert. Du wirst jedoch sofort nach deinen ersten Trainingseinheiten merken, an welchen unbekannten Stellen du auf einmal Muskelkater hast! Dein Körper berichtet dir sofort, welche neuen Arbeiten er jetzt ausführt. Mich hat mein Muskelkater als Feedback-System gut angeleitet. Ich hatte oft keine Lust mehr, mich barfuß von der Stelle zu rühren. Dann war ich auf meine herkömmlichen Schuhe und gewohnte Belastungsmuster umgestiegen.

In der Anfangszeit war es für mich eine große Hilfe, mich in Barfuß-Foren in Social Media zu bewegen – damals der „Barfuß-Community“ auf Facebook (siehe weitere Tipps im Kapitel 14). Vielleicht findest du über den Austausch dort sogar eine echte Laufgemeinschaft, um mit dem Joggen zu starten.

6.4 Ein 12-Wochenplan zum perfekten Einstieg

Wer sich an wichtige Einsteiger-Regeln hält, wird sein Verletzungsrisiko erheblich senken.

Damit dein Einstieg so fröhlich wie möglich verläuft, gebe ich dir einen 12-Wochen-Plan mit auf den Weg. Du kannst ihn gern für deinen eigenen Rhythmus abwandeln.

Woche eins und zwei

Belebe deine Füße durch Massagen – vor allem auf deinem persönlichen Parcours (siehe oben). Bewege dich zusätzlich zwei Stunden am Tag ohne Schuhe. Vielleicht hast du auch schon Lust, mit einfachen Toega-Übungen (Kapitel 7.1) zu starten.

Woche drei und vier

Laufe zehn Prozent deiner Strecke barfuß. Oder laufe mindestens zehn Minuten barfuß auf der Stelle – am besten im Sandkasten oder auf dem Rasen. Dehne deine Füße. Mache Kneipp-Kuren mit ihnen wie Wassertreten in der Badewanne im kalten Wasser. Vielleicht verwöhnst du sie auch in einer Fußwhirlpool-Wanne mit Meersalzwasser oder Fichtennadel-Zusatz.

Wer mag, kann weiterhin zusätzlich Toega-Übungen durchführen.

Woche fünf bis zwölf

Erhöhe deine Barfuß-Laufstrecke jede Woche um zehn Prozent. Verwöhne deine Füße weiterhin zur Belohnung. Achte auf Druckstellen und Überreizungen, beispielsweise am Zehengrundgelenk oder an der Ferse. Dir droht ein Fersensporn, falls du weiterhin zuerst auf der Ferse beim Joggen landest statt auf dem Mittelfuß oder – am besten – auf deinem Vorfuß. Bei solchen Anfangsschmerzen musst du eine Weile zur Erholung pausieren und wieder auf deine bisherigen Kulturschuhe umsteigen.

Ab Woche dreizehn

Jetzt kannst du damit beginnen, dein Leben auf freien Füßen zu genießen. Ab der dreizehnten Woche kannst du die Streckenlänge, die Laufdauer und die Trainingshäufigkeit erhöhen. Höre weiterhin liebevoll auf deine Füße und befrage sie oft direkt, was sie heute mögen und was nicht.

6.5 Zusammenfassung

Zusammenfassend möchte ich dir die wichtigsten Dinge mit auf den Weg geben. Vielleicht magst du sie sichtbar in der Wohnung aufhängen.

1. Dein Wohlfühlen ist das A und O!
2. Es gibt keinen Zwang, immer und überall ganz barfuß zu gehen.
3. Bei heißen und eisigen Temperaturen dürfen Minimalschuhe getragen werden.
4. Was bringt es dir, als Held über Schotter barfuß zu gehen?

5. Steigere die Strecke, Zeit und das Tempo immer nach deinem Wohlbefinden.

6. Deine Füße sollten immer flach aufgesetzt werden und NICHT zuerst mit der Ferse. Am sichersten bist du unterwegs, wenn du die Superdämpfung von Anfang an einübst und VORNE zuerst aufsetzt. Das kannst du gut beim Rückwärtsgehen einüben.

7. Nochmal: Setze VORNE zuerst auf! So schonst du deine Gelenke.

8. Schau auf den Boden! So blickst du allen Gefahren wie Glas ins Auge.

9. Pflege deine Füße regelmäßig (Hornhaut raspeln, z.B. mit Melkfett oder Urea-Creme Risse in der Ferse einfetten).

10. Nimm Schmerzen SOFORT ernst!

Kapitel 7

Umstellungsübungen

In den vorigen Kapiteln sprach ich von Übungen, mit denen du deine Füße für dein Barfußleben fit machen kannst.

7.1 Toega (Toe-Yoga)

Toega ist ein lustiges Wort aus der Zusammensetzung des englischen Wortes „Toe = Zeh" und „Yoga = körperliche Übungen". Es geht um Zehen-Yoga! Falls dir Yoga bislang zu mühselig war, so kannst du ab jetzt unter dem Schreibtisch mit Toega als neuer Trendsportart starten.

Toega bietet deinen Zehen Übungen, durch die sie an ihr Leben in Freiheit gewöhnst. Du erinnerst sie an die Aufgaben, die sie eigentlich für dich erledigen wollten. Du erweckst sie aus der Depression ihrer Schuh-Gefangenschaft. Wer denkt, dass Toega nur ein Rumwackeln ist, der irrt sich. Du kannst von Toega sogar Muskelkater kriegen!

Toega als Zehengymnastik wurde vom Barfuß-Coach Emanuel Bohlander entwickelt. Auch er merkte, dass die herkömmlichen Schuhe unseren Füßen erheblichen Schaden zufügen. Bei einem beschädigten Fundament kippt das ganze Leben. Die Füße bilden das Verteilzentrum für alle Muskeln unseres Körpers. Sie sorgen für eine gute innere Balance. Ein Mensch, der einen schiefen großen Zeh hat, kann davon ein schiefes Knie bekommen und sogar ein schiefes Becken. Das kann für deine Wirbelsäule katastrophal werden.

Die Toega-Übungen, die Emanuel Bohlander entwickelt hat, sorgen sanft für gesunde Füße. Menschen die Yoga machen, verfolgen Ziele wie: bewusste Körperwahrnehmung, volle Beweglichkeit, Sinnlichkeit, Freischalten aller Energiezentren, die wahre Form seiner selbst entwickeln. Toega bedeutet all dies für deine Füße und Zehen. An erster Stelle steht aber erst einmal bescheiden: Du stellst die volle Beweglichkeit deiner Füße und Zehen wieder her. Dies erreichst du durch Übungen zur Dehnung, Streckung und Kräftigung deiner Fußmuskeln.

Bohlander behauptet, man könne nach dem Toega anfangs erschöpfter sein als nach 60 Minuten Laufzeit. Er bezeichnet die konzentrierte Auseinandersetzung mit den Füßen als geistige Schwerstarbeit. Teste doch einmal – mit genügend Humor – ob das stimmt?

1. Drücke deinen großen Zeh kraftvoll **auf den Boden**, während du die anderen nach **oben** spreizt. Achte darauf, dass der Ballen dabei immer auf dem Boden bleibt. Damit beugst du Überlastungen vor.

2. Biege deinen großen Zeh nach **hinten** bzw. oben. Strecke gleichzeitig die **kleinen** Zehen nach **vorne**. So trainierst du die Mobilität und stärkst den Mittelfußknochen.

3. Presse deine großen Zehen nach unten und rolle die **kleinen** Zehen nach hinten zum Fuß.

4. Hebe deine großen Zehen an. Dabei drückst du die **restlichen** Zehen auf den Boden.

5. Jetzt wird es etwas umfangreicher. Knie auf dem Fußboden und halte den Oberkörper und die Oberschenkel gerade. Sie sollten einen 90-Grad-Winkel zu deinen Unterschenkeln bilden. Greife mit den Händen nach deinen Fersen und stütze dich darauf ab. Dabei wird dein Oberkörper nach hinten gestreckt. Wichtig

ist, dass nur deine Zehen den Boden berühren. Schaukle in dieser Stellung langsam vor und zurück.

6. Stelle beide Fü𝘀en nebeneinander. Lege dabei ein elastisches Band um deine großen Zehen. Wenn du die Füße weiter auseinander stellst, wächst Spannung. Hierbei werden besonders die großen Zehen von den anderen weggezogen. Genau das ist das Ziel! Daher kannst du diesen Zug beruhigt zulassen.

   Mit dem rechten Fuß kannst du nun die große Zehe langsam heben und wieder senken. Achte darauf, dass die anderen Zehen den Boden weiterhin berühren und dass die Spannung im elastischen Band nicht nachlässt. Wiederhole diese Übung fünf mal. Wechsle dann zum linken Fuß über. Ich empfehle drei Durchgänge pro Fuß.

7. Stelle einen Fuß auf einen festen Ball. Vom Fußballen aus, also vorn, beginnst du damit, Druck auf den Ball auszuüben. Langsam rollst du nun bis zur Ferse ab. Den aufgebauten Druck kannst du beibehalten. Du kannst ihn aber auch steigern oder verringern.

   Im Fuß wirst du vielleicht leichten Schmerz verspüren. Dies ist noch nicht Besorgnis erregend. Achte aber darauf, dass er nicht zu einem unangenehmen Stechen wird.

   Rolle so die gesamte Fußsohle aus. Wechsle nach zwei Minuten zum anderen Fuß. Je nach Bedarf und Lust kannst du den Durchgang für beide Füße wiederholen.

7.2 Zehengreifer

Eine wunderbare Übung ist auch der Zehengreifer. Setze dich auf eine Matte. Deine Beine sind dabei gebeugt. Deine Füße stehen parallel zueinander. Deine Hände liegen hinter deinem Rücken. Hebe deine Hüfte an. Versuche dies so hoch wie nur möglich.

Hebe nun auch das rechte Bein in die Höhe und versuche, mit der linken Hand nach deinen Zehen zu greifen. Tausche im Anschluss die Seiten für Arm und Bein. Pro Bein solltest du die Übung zwanzig Sekunden lang durchhalten.

Du kannst die Intervalle auch verlängern. Jedoch solltest du darauf achten, zunächst die Übung richtig ausführen zu können.

Bei dieser Übung ist es überaus wichtig, dass du deinen Rumpf auf Dauer unter Spannung halten kannst. Das gelingt dir, wenn du versuchst, den Bauchnabel nach innen und nach oben einzuziehen. Halte dabei aber nicht die Luft an!

Wichtig ist, dass dein Nacken sich entspannt und deine Hüfte so hoch wie es nur geht, angehoben wird. Berühre deine Zehen nur, wenn du es schaffst, die Position stabil zu halten.

Du kannst auch mit einer einfachen Variante beginnen: Hebe einfach nur das Bein an. Versuche, stets darauf zu achten, dass du das Gleichgewicht gut halten kannst.

Wenn du dich fragst, wofür die Übung gut ist: Mit ihr kannst du deine Füße kräftigen, wirst aber auch insgesamt agiler, vor allem in deiner Rumpf- und der Stützmuskulatur in Armen und Beinen. Einige Kalorien verbrennst du dabei auch.

7.3 Üben mit dem Wackelbrett

Kaum etwas stärkt die Muskulatur deiner Füße und deines Körpers mehr als das Balancieren auf wackeligen Brettern. Wie wäre es mit dem Balancieren auf einer Slackline, einem Waveboard oder mit Standup-Paddling? Wackelbretter für Einsteiger, die noch vor solchem Sport zurück schrecken, gibt es in verschiedenen Schwierigkeitsgraden. Für mich waren Wackelbretter ein herrlicher Einstieg in Balanceübungen. In meiner Schulzeit war ich noch so tapsig, dass ich fast vom Schwebebalken fiel. Nach dem Üben auf zunehmend gemeinen Wackelbrettern (das gemeinste ist das Indo-Board auf einer Rolle – mein armes Hüftgelenk erinnert sich noch immer daran) stieg ich auf ein Waveboard bzw. Snakeboard um. Das ist so eine Art Skateboard auf zwei Rollen in der Längsachse, mit einem wackeligen Mittelgelenk. Mit ihm kann man an Land herrlich in einer Halfpipe Wellenreiten üben. Vorsicht, Suchtfaktor! Zum Balancieren auf dem Wasser habe ich ein meertaugliches Standup-Paddle-Board (eigentlich mehrere: für unterschiedliche Schwierigkeitsgrade bei Wellen).

Kommen wir zurück zu den Anfängen des Balancierens. Schuhe mit dicken Sohlen machen deine Füße unelastisch, taub und steif und lassen sie vorschnell altern. Wer sich für eine Wiederauswilderung von Kopf bis Fuß entscheidet, sollte unbedingt Wackelbretter mit einbeziehen. Zugleich beugst du damit Stürzen im Alter vor.

Die Wackelbretter sind nur selten Bretter. Meist handelt es sich um Scheiben aus Kunststoff oder Holz mit einem unterschiedlich flachen Kreisel in der Mitte an der Unterseite. Manche liefern die Scheibe auch mit einem wackeligen Luftkissen.

Durch die Schwierigkeitsgrade von leicht bis fortgeschritten können auch Erwachsene wieder gut lernen, zu ihrer Balance zurückzufinden. Wer seine ersten Ängste überwunden hat (man kann durch Abstützen an Wänden und Möbeln gut schummeln), wird förmlich süchtig danach. Du schulst nicht nur den Gleichgewichtssinn, sondern auch tiefere Muskeln. Du vermeidest künftig in Stolpersituationen viel besser das Hinfallen und erlangst zunehmend die Kontrolle über deinen Körper zurück, der meist nur noch auf Stühlen in langweiligen Büros die Balance halten muss.

Das Stehenbleiben auf diesen Wackeltellern und kleine Übungen fördern eine aufrechte Körperhaltung und -spannung. Es ist eine ganz andere Form von Training als mit großen Bewegungen im Fitness-Studio. Auf dem Wackelkreisel musst du in kurzer Zeit unheimlich viele Mikrobewegungen machen.

Die Wackelbretter sind auch gut, wenn man unter Schmerzen in der Achillessehne leidet. Hier kannst du dich leicht kreisend auf dem Brett bewegen.

Beachte unbedingt: Trage KEINE SCHUHE beim Üben! Oder nur echte Minimalschuhe. Denn um gut zu Balancieren, benötigen deine Füße alle Sinnesdaten. Oft meinen Menschen, dass sie schlecht balancieren können. Das liegt zwar anfangs an ungeübten Muskeln. Aber die Koordinationsfehler stammen meist von fehlenden Sinnesreizen aus den Füßen. Beschuhte Füße erfassen die Situation schlecht. Dann weiß der Kopf nicht, wie er den Körper auf dem wackeligen Untergrund koordinieren soll. Übe daher unbedingt ohne Schuhe! Dann wirst du schnell Fortschritte machen und über dich erstaunt sein.

Falls du dich beim Wackeln zu langweilen beginnst, gebe ich dir gern drei weitere Übungen mit auf den Weg.

1. Halte auf dem Balance-Board deine Arme zu den Seiten hin ausgestreckt. Wenn du magst, kannst du das Ganze steigern, wenn du einen Ball mit beiden Händen hältst und damit die Arme vorstreckst.

2. Immer noch nicht genug? Wie wäre es jetzt mit Kniebeugen auf dem Balance-Board? Am besten stellst du die Beine hierfür etwas weiter auseinander und streckt die Arme weit nach vorne - gern später noch zusätzlich mit einem Ball in beiden Händen.

3. Auch die Bauchmuskeln kannst du wunderbar auf deinem Wackel-Brett trainieren: mit Wackelbrett zum Waschbrett-Bauch! Lege dich hierfür mit dem Rücken auf das Brett. Die Füße stellst du zunächst vorne auf, sodass die Knie angewinkelt sind. Mit den Händen kannst du dich links und rechts festhalten.

Versuche nun, deinen Po in die Höhe zu heben, wieder zu senken und dabei das Gleichgewicht zu halten.

Noch ein wichtiger Hinweis am Ende: Für alle Übungen, die speziell für die Füße bestimmt sind, ist es wichtig, dass du dich nicht zu stark mit den Armen ausbalancierst, da sonst die Füße nur wenig zu tun haben. Und nochmals: Trage keine Schuhe auf dem Wackelbrett! Sonst können deine Füße deinem Gehirn keine Koordinationsdaten zum Gleichgewicht-Finden übermitteln.

7.4 Zehenfresser

Mit dem Zehenfresser stärkst du die Zehenmuskeln und förderst ihre Beweglichkeit.

Lege dafür ein Tuch - ein Geschirrtuch oder eine kleine Tischdecke - auf den Boden. Greife mit deinen Zehen immer mehr danach bis sie es aufgefressen haben.

Mit dieser Übung kannst du gut Schmerzen in den Fersen und im Unterfußbereich vorbeugen. Es empfiehlt sich, die Übung mit jedem Fuß dreimal zu wiederholen.

7.5 Einbeinhocke

Die Einbeinhocke ist eine Yoga-Übung. Sie erfordert viel Konzentration. Menschen mit Knieproblemen sollten hier sehr vorsichtig sein oder lieber darauf verzichten. Sobald du dich an diese Übung wagst und Schmerzen bemerkst, brich bitte sofort ab, um Schäden zu vermeiden.

Du kannst auf verschiedenen Wegen in die Einbeinhocke kommen. Der einfachste ist, sich gerade hinzustellen und ein Bein so weit nach vorne auszustrecken wie du kannst. Dann gehst du langsam in die Hocke. Halte deinen Rücken immer gerade. Wichtig ist, dass du nur langsam in die Hocke gehst und dich nur langsam wieder aufrichtest. Pro Bein empfehle ich dir, die Übung acht Mal zu wiederholen.

Bei der schwierigen Variante gehst du zunächst auf beiden Füßen stehend in die Hocke. Dann legst du den einen Oberschenkel auf den anderen. Hier rate ich dir, eine zweite Person zum Stützen in der Nähe zu haben, jedenfalls wenn du frisch damit anfängst.

Konzentriere dich auf einen Punkt. Stelle die Hände rechts und links auf, oder strecke beide Arme aus, sobald es dir gelingt, das Gleichgewicht zu halten. Achte darauf, mit dem Bauch zu atmen.

7.6 Einbeinsprung vorwärts

Der Name sagt bereits alles aus. Man macht diese Übung auf einem Bein. Mit ihr stärkst du deine Beinmuskeln und deinen Rumpf. Du kannst sie in mindestens drei Varianten machen:

1. Wähle ein Bein aus, mit dem du zuerst springen willst. Lege eine Entfernung mit einem Ziel fest. Am Ziel liegt ein Gegenstand, den du mitnehmen willst. Spring los, nimm den Gegenstand mit, und spring auf dem anderen Bein zurück zum Start.

2. Baue dir eine Hindernisstrecke auf. Achte darauf, dass zwischen den Hindernissen genug Platz bleibt. Springe im Slalom um die Hindernisse herum. Wechsle am Ziel den Fuß und springe zum Start zurück.

3. Lege verschiedene Zielpunkte aus, auf die du problemlos springen kannst. Anfangs sollte die Entfernung nicht zu weit auseinander liegen.

7.7 Zehen ausrichten

Unsere Zehen sind durch qualvolle Jahre in Schuhen meist deformiert. Sie liegen zu eng beieinander oder sogar übereinander. Durch das barfüßige Leben erholen sie sich meist, aber nicht vollständig. Du kannst deine Zehen von Anfang an dabei unterstützen, wieder ihren Raum zu erobern. Dabei kannst du folgende Übungen zum Zehenausrichten gut verwenden.

1. Stelle dich so hin, dass deine Füße ungefähr Hüftbreit auseinander stehen. Die Außenkanten der Füße sollten parallel zueinander stehen.

   Bemühe dich, deine Fersen so weit auszudrehen, bis die Außenkanten tatsächlich parallel zueinander verlaufen. Das sorgt dafür, dass sich die Iliosakralgelenke zwischen deinen Beckenknochen endlich entspannen.

Und du verschaffst deinem Steißbein mehr Freiraum, damit es sich entspannt dehnen kann.

In der Fehlstellung platzieren viele Menschen ihre Füße so, dass die Zehen nach außen und die Fersen nach innen zeigen. Vor allem Menschen mit einem Hohlkreuz oder einem Rundrücken profitieren sehr von dieser Übung. Sie führt wieder zu einem bewussten Stehen.

Der Körper hat nun endlich die Möglichkeit, sein Gewicht an den Boden abzugeben. Die Muskeln in deinen Füßen und Zehen werden gestärkt.

2. Wer sich richtig mit dem Boden verbinden möchte, der sollte seine Zehen so weit wie möglich gefächert positionieren. Vielen ist das anfangs noch nicht möglich. Keine Sorge! je öfter du es trainierst, desto einfacher wird es!

   Stelle dir vor, dass jede deiner Zehen größer wird, sobald du ausatmest. Sie werden so riesig, dass sie eigentlich gar nicht mehr zum Rest deines Körpers passen. Das ist eine lustige, aber sehr hilfreiche Vorstellung. Sie gibt deinen Zehen die Erlaubnis, wieder raumgreifend zu werden und sich im Boden zu verankern. Du gibst dem neuromuskulären System die passenden Informationen. Durch sie wird der Muskeltonus stimuliert, der bislang glaubte, keine Aufgabe mehr zu bekommen.

   Du kannst auch mithilfe deiner Finger dafür sorgen, dass sich die Zehen ihre neue Position merken. Bewege die Zehen einzeln und weite so die Zwischenräume.

   Folgende weitere Übungen kannst du durchführen, um deine Zehenmobilität zu unterstützen:

   - Stelle dich geerdet hin. Hebe **beide großen Zehen**, während die kleinen unten bleiben.
   - Stelle dich geerdet hin und hebe **die ganz kleinen Zehen außen** an. Die großen und die anderen bleiben jetzt am Boden. Verzweifel anfangs nicht, wenn sich nichts rührt.

- Stelle dich geerdet hin und hebe nun den großen und den ganz kleinen Zeh an. Die mittleren bleiben am Boden. Verzweifle auch hier nicht, wenn du merkst, wie abgekoppelt von deinem Gehirn deine Zehen sind. Mit den Übungen stellst du erst langsam wieder die Verbindung her.

- Stelle dich geerdet hin. Drücke den Außenrist der Füße in den Boden. So gibst du das Gewicht an den Boden ab.

- Setze dich hin und strecke deine Beine aus. Die Ferse bleibt dabei auf dem Boden abgestellt. Zieh nun die Zehen zum Körper hin und strecke sie wieder weg.

Bei den Zehen-Spreizer-Übungen arbeitet man sehr viel mit Ankerpunkten. Welche das sind, verrate ich dir hier:

- Punkt zwischen erster und zweiter Zehe
- Punkt zwischen dritter und vierter Zehe
- Der Zehenballen
- Die Außenkanten des Fußes
- Die Ferse

3. Auch mit einer Massage kannst du dafür sorgen, dass deine Zehen natürlich ausgerichtet werden. Wenn du sie einzeln massierst, lockerst du sie, sodass sie sich ausdehnen. Die Massage schenkt deinen Füßen wieder Kraft und Beweglichkeit. Zudem baust du damit ein gesundes Verhältnis zu deinen Füßen auf. Dafür schenken dir deine Füße einen geschmeidigen Auftritt.

Kapitel 8

Barfuß im Alltag

Du hast dich entschieden und die wichtige Aufwärmphase hinter dich gebracht? Dann kann deinem Barfußleben nichts mehr im Wege stehen. Damit deine Freude auf die neue Freiheit nicht getrübt wird, bereite ich dich jetzt auf einige alltägliche Hindernisse vor.

Endlich ist es soweit! Du hast deine Füße aus ihren Kulturgefängnissen befreit. Du bist stolz auf dich. Deine Füße geben dir so viel positives Feedback, dass dein Gefühl zurückkehrt: Die Welt steht dir offen! Doch schon auf den ersten Metern vor deiner Wohnungstür wird dir bewusst, dass jetzt argwöhnische Blicke auf dir ruhen. Jeder Zeitgenosse ist ein potentieller Erzieher! Seine Blicke strafen dich, tadeln dich, stufen dich sozial herab. An deinen Füßen wird dir klar, wie die Menschen auch sonst mit dir umgehen, wenn du nicht konform mit ihnen gehst. Was du bislang brav verinnerlicht hattest, erscheint dir jetzt klar im Außen gespiegelt. Begeh jetzt nicht den Fehler, dich im Kampf mit diesen Erziehern aufzureiben! Und verschone sie mit einer Rettung zu einer Freiheit, die sie ablehnen. Ich gebe dir im Folgenden Tipps, wie du deine Freiheit wahren kannst und die anderen friedlich in ihrer Ruhe lässt. Das ist sozusagen der buddhistische Weg oberhalb des Kämpfens: Du bleibst frei von Anhaftung und Ablehnung in dir. Du lässt den Anderen ihr Gefühl, Recht zu haben. Warum willst du es ihnen nehmen, wo es ihnen doch so wichtig ist?

Barfuß durch die Stadt zu gehen ist etwas anders, als dies privat zu Hause, im Garten, bei Spaziergängen oder im Urlaub am Strand auszuleben. Es gleicht einer öffentlichen Demonstration für eine „falsche“ Lebensweise. Nicht nur fremde Menschen werden dir mit Argwohn entgegentreten. Auch Freunde und Familie werden dich kritisieren, wenn du nicht mehr mit ihnen konform gehst und lebst. Du bist anders als sie? Dann wirst du auffallen, obwohl du einfach nur frei und gesund leben wolltest und die anderen gar nicht ärgern oder erschrecken wolltest. Wie frei lebst du wirklich?

8.1 Vorschriften und die Angst aufzufallen

Wann ist barfuß laufen eigentlich erlaubt? Gibt es inzwischen sogar Gesetze, die dir barfuß gehen verbieten? In Hygienebereichen wie Kantinen und in Bereichen, die Arbeitsschutz-Schuhe vorschreiben, gibt es tatsächlich bestimmte Schuh-Gesetze. Doch die meisten anderen Regeln sind reine Erwartungshaltungen. Sie beruhen oft auf Schmutz-Phantasien, die im Kern besagen: Deine Füße sind schmutziger als meine Schuhsohlen!

Sehen Menschen dich mit nackten Füßen, dann phantasieren sie sofort über Schmutz und Bakterien, die an deinen Füßen kleben. Sehen Menschen dich mit Schuhen, dann denken sie an Sauberkeit unter deinen Schuhsohlen, aber nicht an Schweiß und Fußpilz in den Schuhen. Das klingt schräg? Dann spricht mit ihnen. Ich ging einmal in den Essenssaal einer kirchlichen Bildungsstätte barfuß hinein. Ich wurde vom Küchenpersonal angewiesen, dass ich sofort den Raum verlassen soll, da ich keine Schuhe trage. Ich frage zurück: Warum? Weil meine nackten Füße unhygienisch und schmutzig seien. Ich fragte zurück, warum die Schuhsohlen der anderen Essenden sauberer seien als meine Füße? An dieser Stelle wird meist eine Hygienevorschrift zitiert. Als Variante zwei wird dir eine Haftungsregel mitgeteilt: Dass hier öfters etwas zerbricht und du dich verletzen könntest und dass das Kantinenpersonal sich vor Haftungsansprüchen schützen muss. Ich bin kein Jurist, aber das sind meine Standarderlebnisse mit Kantinen. Daher trage ich hier meist ein Paar Flipflops bei mir, die ich, wenn es ernst wird und ich den Raum verlassen soll, hervorzaubere. Damit watschele ich dann zwar wie eine Ente, aber meine Füße bekommen weiterhin Luft und ich habe meine Ruhe und gelange an mein Essen. Das Personal ist ja auch nur ein Gefangener der Vorschriften und tut nur seinen Job. Warum soll ich diese Menschen quälen?

Menschen, die in Berufen arbeiten, wo spezielle Arbeitsschutzschuhe Pflicht sind, werden sich auch hier an die Vorschriften halten müssen. Ein Balken auf einem Fuß oder eine Motorsäge könnten wirklich ziemlichen Schaden anrichten und sind der Fußgesundheit nicht dienlich.

Nehmen wir statt des Arbeitslebens den Kulturbereich. Hier sind wir frei, oder? Nunja. Versuche es, in ein klassisches Konzert, ins Theater oder in ein edles Restaurant barfuß hineinzugehen. Ich mache das eher selten. Ich bin bislang – oben herum gut gekleidet – nicht abgefangen worden. Doch ich habe auch gelernt, die Blicke Anderer nicht persönlich zu nehmen. Und: Meist merken nur Kinder, dass du barfuß gehst! Die meisten Menschen sind mit sich selbst zu beschäftigt. Achte allerdings im Gedränge gut auf deine Füße! Schuhe mit Absätzen können deinen Zehen erheblichen Schaden zufügen!

Die peinlichste Situation entstand für mich, als mich nach einem Mystik-Seminar der Pfarrer einer gut besuchten Citykirche spontan dazu einlud, im Gottesdienst die Predigt über Meditation und Mystik zu übernehmen. Das war inhaltlich für mich kein Problem. Ideen hatte ich genug, gute Laune auch. Auch ein Talar, damit ich offiziell aussehe, war bei diesen unförmigen Gewändern schnell in meiner Größe zur Hand. Unter dem vielen Schwarz schauten dann jedoch hell die nackten Füße hinaus. Der Boden in Kirchen ist meist kühl, aber wunderbar blanker, abgewetzter Stein. Ich spüre ihn gern. Nur: „Um Himmelswillen, Was sagen die Leute?!“ Ich hätte mich zwar auf mönchische Bewegungen wie „Die unbeschuhten Karmeliter“ berufen können. Doch davon waren meine evangelischen Gottesdienstbesuchenden mit ihrer Lebensform und Vorstellungswelt weit entfernt. – Wie ging es aus? Zu meiner Enttäuschung, nach all der Aufregung, muss ich sagen: Niemand hatte etwas gemerkt!

Rechne auch mit neugierigen, interessierten, fröhlichen Blicken! Wie viele herrliche Gespräche haben sich schon durch mein barfüßiges Leben ergeben! Willst du allen Ernstes bis zu deinem Tod ein Leben führen, das der Mehrheit gefällt? Macht dir das Spaß? Hat es dich bisher glücklich gemacht? Mir geht es nicht um Provokation. Sei du einfach du. Falls sich ernste Konflikte daraus ergeben, kannst du stets nachbessern – wie ich mit meinen Flipflops in der Kantine. Vor allem Kindern werden deine nackten Füße gefallen.

Solange du selbst noch unsicher über dein Experiment bist und unruhig nach bedrohlichen Blicken umherschaust, wirst du eher die Blicke auf dich ziehen. Die Menschen bemerken, dass für dich etwas nicht stimmt und werden prüfend schauen, was mit dir nicht stimmt. Je selbstbewusster du auftrittst und je fröhlicher, desto entwaffnender wird deine Freude wirken.

In der Anfangszeit kann es hilfreich sein, dass du dir einfach vorstellst, du hättest Schuhe an. Lächle einfach, und man wird dir oft mit einem Lächeln begegnen. Wer sich normal verhält und normal spricht, dem werden auch die anderen normal gegenübertreten. Dann spielt es kaum eine Rolle, ob du Schuhe trägst oder nicht.

Hilfreich ist es auch, Standarderklärungen zu haben, die jeweils zur Gedankenwelt des Anderen passen. Die meisten Menschen wollen dich einfach nur so einsortieren, dass sie sich nicht bedroht fühlen von deiner Andersartigkeit. Wenn du ihnen wertschätzend mit einer Erklärung begegnest, die sie verstehen können und mögen, dann gehen sie schnell zur Tagesordnung über. Mein Ernstfall kam für mich, als ich als Uni-Professorin bei einer Semestereröffnung mit meinen Kollegen und Kolleginnen vor die Studierenden unserer Fakultät trat – barfuß. Ich fühlte mich eigentlich wohl. Der Raum war warm, der Filzboden spürte sich interessant an. Doch welche Erklärung würde zu diesem Publikum passen, damit sie meinen Lebensstil fröhlich in ihre Gedankenwelt einfügen können – und dann ungestört in ihrer Welt weiterleben? Ich wählte eine Erklärung mit Mönchen und Mystik: Ich stellte mich den neuen Studierenden als eine Professorin vor, die seit Jahren über Mystik, Mönchtum und Meditation forscht. Ich erklärte, dass dieses

Thema nicht nur Lesen, sondern auch Lebensformen betrifft. Vieles lasse sich erst verstehen, indem man es ausprobiert. Abschließend sagte ich, dass ich ab diesem Semester das Selbstexperiment des barfüßigen Lebens begonnen hatte. – Etwas unruhig war ich aber doch, ob ich die passende Erklärung für diese Menschen gefunden hatte.

Ja! Hinterher meinte ein Kollege, dass ich nicht die einzige Professorin an dieser Universität sei, die barfuß lebte. Und sogar meine Doktorandin und ein studentischer Mitarbeiter von mir begannen jetzt, sich öfter barfüßig in der Universität zu zeigen.

Das meine ich mit diplomatischem Vorgehen mit Hilfe jeweils passender Erklärungen anstelle von Konfrontation oder falschem Rettungseifer der Menschheit vor der Schuhgefahr. Oft reicht es, einen einzigen Grund zu nennen, der zur Lebenswelt deines Gegenübers passt. In der Familie könnte es beispielsweise eine Erklärung mit „Gesundheit“ sein: Dass du anfängst, öfter barfuß zu gehen, weil du Probleme mit den Füßen bekommen hast (oder vermeiden willst) und dass ein bekannter Arzt oder Therapeut (Eine Autorität! Die Anderen lieben Autoritäten!) dir anrät, auch im Alltag öfter barfuß zu gehen, um Rheuma vorzubeugen und deine Fußmuskeln zu trainieren.

Ab da können die Anderen dich in eine ihnen bekannte Gedanken-Schublade stecken. Sie beruhigen sich rasch und werden zu ihrer bekannten Themen übergehen.

Mit der Zeit wirst du nicht mehr daran denken, dass du andersartig, vielleicht „pervers“ und barfüßig bist. Es wird das Normalste der Welt für dich sein. Erst Situationen wie mit Verkäufern, die um die Haftungsfrage bei Verletzungen besorgt sind, werden dich dann wieder daran erinnern. Zur Haftungsfrage: Kalkuliere tatsächlich ein, dass in Restaurants und in Lebensmittelgeschäften hin und wieder etwas zerbricht. Bedenke, dass oft die groben Splitter rasch weggefegt werden und dass man etwas zu eilig nachwischt. Und dass winzige Splitter, die du kaum siehst, in der schummerigen Beleuchtung zurück bleiben. So hatte ich mir bei „Aldi" einmal einen winzigen Glassplitter eingetreten. Ich war sogar noch mit ihm in der Ferse nach Hause gejoggt, weil er anfangs nur leicht stach. Erst am nächsten Morgen merkte ich an einer Entzündung, dass ich besser sofort hätte nachschauen müssen. Die Aktion endete mit einer ambulanten OP im Krankenhaus. Seitdem bin ich besonders vorsichtig, wenn ich Lebensmittelgeschäfte barfüßig betrete. Und wenn ich ganz entspannt sein will, ziehe ich freiwillig kurz für den Einkauf meine Badeschlappen an. – Vielleicht fragst du: „Wieso Badeschlappen, Flip Flops?" Meist hast du rabenschwarze Fußsohlen. Willst du die wirklich in schöne Barfußschuhe stecken?

Vermeide unnötige Konfrontationen. Respektiere einfach die Hausordnung der Räumlichkeiten. Alles andere könnte zu größeren Problemen führen. Bleibe freundlich, ruhig und zielorientiert.

Wenn du ganz scheu bist, kannst du deine ersten Barfußschritte in einer fremden Stadt machen. Dort kennt man dich ja nicht.

Um Durchhalten zu können und soziale Unterstützung zu finden, kannst du dich in Barfußforen über Erfahrungen austauschen. Du erhältst dort leicht wertvolle Tipps und Tricks für den Alltag (siehe Kapitel 14).

8.2 Auf Arbeit

Vor allem auf der Arbeit sind oft Schutzmaßnahmen und besondere Hygienevorschriften zu berücksichtigen. Wenn du sehr vorsichtig vorgehen möchtest, kannst du mit deinen Vorgesetzten über deine Entscheidung sprechen. Als Kompromiss kannst du dann immer noch auf Minimalschuhe umsteigen. Nenne auch deinen Kollegen für deren Lebenswelt für sie verständliche Gründe. Der eine oder die andere wird vielleicht argwöhnisch schauen, aber das geht irgendwann vorbei.

Natürlich kann es vorkommen, dass der Arbeitgeber ein Barfußverbot ausspricht. Gründe für ein Verbot können sein: Du arbeitest in einer Werkstatt mit akuter Verletzungsgefahr und du bist verpflichtet, Arbeitsschutzschuhe zu tragen. Die Vorschriften für den Arbeitsschutz bleiben maßgeblich. Weitere Gründe für das Tragen von Schuhen am Arbeitsplatz können sein:

- Kundenkontakt
- Hygienische Bedenken
- Gefahr durch infektiöse Gegenstände

Ein Verbot liegt jedoch noch nicht vor:

- In Büroräumen ohne Kundenkontakt. Hier ist ein Barfußverbot nicht erforderlich.
- Kollegen finden es anstößig. Auch das ist kein Grund für ein generelles Barfußverbot. Hier müsste eine Vorschrift genannt werden.

8.3 Barfuß als Gast

Es ist geschafft. Du hast die ersten Hürden sind gemeistert und einige Barfuß-Tage hinter dir. Jetzt erhältst du eine Einladung zu Bekannten. Du bist dir nicht mehr sicher, wie du dich verhalten willst. Möchtest du dorthin barfuß gehen oder ziehst du doch lieber Schuhe an?

Im Zweifelsfall kannst du immer Barfußschuhe als Alternative wählen. Sie sind leicht und unkompliziert mitzunehmen.

Du kannst auch im Vorfeld klären, ob dein Gastgeber etwas dagegen hat, wenn du barfuß erscheinst. Du kannst auch Feuchttücher einpacken oder eine Wasserflasche mit seifigem Wasser darin, damit du deine Füße vor dem Betreten der Wohnung des Gastgebers reinigen kannst.

Besonders sensibel sind Veranstaltungen wie Hochzeiten oder Beerdigungen.

8.4 Fortbewegungsmittel

Um von A nach B zu kommen, fahren heutzutage fast alle Menschen ein Auto. Aber wie ist das als Barfußläufer? Gibt es hier Vorschriften, die das Fahren regeln?

Für Berufskraftfahrer gelten Unfallverhütungsvorschriften. Diese legt die Berufsgenossenschaft fest. In Deutschland fordert sie, dass die Fahrer ein Schuhwerk tragen, das den Fuß umschließt.

Das deutsche Gesetz schreibt jedoch nicht vor, ob man mit oder ohne Schuhe zu fahren hat. Dies besagt auch ein Urteil des Oberlandesgerichts Celle mit dem Aktenzeichen 322Ss46/07.

Du solltest dir aber, wenn du barfüßig fährst, bewusst sein, dass es immer ein Risiko gibt. Sollte es zu einem Unfall kommen, giltst du als mithaftend. Beweisen, dass du tatsächlich barfuß gefahren bist und dass darin das Übel begründet ist, müsste jedoch die Gegenseite.

Was für den Autofahrer gilt, muss nicht zwingend für **Radfahrerinnen und Radfahrer** gelten – oder doch?

Eine der wichtigsten Regeln im Straßenverkehr ist, dass man sich „ordnungsgemäß" verhält und „andere nicht gefährdet". Hierzu könnte auch die Kleidung gezählt werden. Bisher ist es jedoch nicht verboten, barfuß zu radeln. Allerdings gilt auch hier für Supervorsichtige: Kommt es zu einem Unfall, weil du barfüßig gefahren und von den Pedalen abgerutscht bist, dann trägst du die Schuld am Unfall. Dir kann auch eine Teilschuld an einem Unfall zugesprochen werden, selbst wenn du nicht schuld bist. Dies ist dann der Fall, wenn das Gericht davon überzeugt ist, dass es anders hätte kommen können, wenn du festes Schuhwerk getragen hättest.

Als vorsichtiger Mensch fahre daher lieber nur auf den Wegen barfuß, wo du keine Gefahr für andere darstellen kannst. Falls dir dann im Wald eine Hundeleine quer kommt oder ein Jogger, greift eventuell deine Versicherung nicht, wenn sich herausstellt, dass du barfuß mit dem Rad gefahren bist.

Überleg dir also, ob du zum Radfahren nicht wenigstens Minimalschuhe tragen möchtest. Außerdem sind bei einem Sturz deine Zehe besonders durch den Bodenkontakt gefährdet. Daher haben Radschuhe ähnliche Schutzkappen für die Zehen wie Arbeitsschuhe.

8.5 Lustige Antworten

Als leidenschaftlicher Barfuß-Mensch ist man oft den Blicken und den Kommentaren Anderer ausgesetzt. Leider fehlen einem dann in solchen Momenten anfangs die passenden Worte.

Doch du kannst rasch schlagfertiger werden. Ich habe dir hier einige Sprüche zusammengestellt, damit du nicht so sprachlos bist. Auch falls dein Kind gerne barfuß unterwegs ist, können ihm solche Antworten helfen, um sich fremden Bewertungen nicht so schüchtern ausgesetzt zu fühlen.

[redacted]

Hej, bist Du zu arm für Schuhe?

- Ich hab grad meine Steuererklärung gemacht.
- Hat meine Frau/ mein Mann nach der Scheidung alle mitgenommen!
- Ja, ich hab drei Teenie-Kinder / Kinder, die studieren / ich zahl noch Hauskredit ab.
- Ich bin Mönch / Nonne im Orden der Unbeschuhten Karmeliter geworden.
- Ich hab sie für noch Ärmere gespendet.

Wieso bist Du barfuß?

- Ich mach grad eine Fußkur.
- In Schuhen schlaf ich immer ein. Der Boden kitzelt mich wach.
- Ich verwechsel sonst immer oben und unten. So spür ich, wo unten ist und geh nicht auf dem Kopf.
- Hat mein Arzt mir verordnet.
- Muss ich als Bußübung für die Kirche tun.
- Ich bin ein Indianer auf der Jagd.

Erkälten Sie sich da nicht?

- Ich mach das immer nur wenn mir zu heiß ist.
- Wieso, die Sonne scheint doch auf meine Füße?

Das ist doch unhygienisch!

- Ja, meine Füße haben in Schuhen so gestunken, dass ich es nicht mehr aushielt und sie jetzt frei lasse.
- Ich mach hier grad mit meinen Füßen sauber und wasch sie dann wie ein Scheuerlappen ab.

„Hat man dir die Schuhe gestohlen?"

Ja, da hinten. Pass nur auf, dass man dir deine nicht auch stiehlt.

„Ist dir das nicht zu kalt?"

1. Wieso sollte es? Es friert doch nicht.
2. Sind Sie Schuhhändler oder warum fragen Sie?

„Warum machst du das?"

1. Ich habe keine Lust zum Schuheputzen.

„Ist das nicht unhygienisch, wenn Sie hier mit nackten Füßen im Frühstücksraum stehen?"

1. So schmutzig ist es hier doch gar nicht.
2. Können Sie mir ein Argument nennen, welches belegt, dass es unhygienisch ist? Vielleicht ändere ich dann meine Meinung.
3. Ach Quatsch! Meine Füße sind wasserdicht und ich kann sie sogar abwaschen. Das mache ich zudem jeden Abend. Wenn ich mir allerdings Ihre Schuhe ansehe, bezweifle ich, dass Sie dies auch tun.

„Aus hygienischen Gründen können Sie hier keineswegs barfuß gehen!"

1. Oh, ich wusste nicht, dass es hier so schmutzig ist.
2. Ach, hier ist es zwar schmutzig, aber nicht so wie auf der Straße. Mich stört das nicht.

Kapitel 9

Tipps für Kinder in Alltag und Schule

Nehmen wir an, du und deine Familie haben sich gemeinsam dazu entschlossen, das Leben barfuß zu leben. Doch wie sieht das mit dem Alltag der Kinder aus? Welche Regeln gelten in Kindergarten, Schule oder für unterwegs? Kannst du es angesichts des Regelwerkes für all diese Orte und Situationen verantworten, deine Kinder barfuß aus dem Haus zu lassen?

Im Grunde genommen ist es das Beste, was du deinen Kindern bieten kannst. Noch sind ihre Füße in ihrem natürlichen Zustand. Die Kinder können sich schnell und einfach daran gewöhnen, ihre Wege ohne Schuhe und mit vielen Gefühlserlebnissen zu gehen.

9.1 Wenn kleine Füße groß werden

Kinder, die barfuß laufen dürfen und das sogar fast ohne Einschränkungen, sind wohl die glücklichsten auf der Welt. Ihnen wird ein gigantisches Spektrum an Sinneswahrnehmungen über die Haut geschenkt. Kitzelnde Grashalme, piksende Steine oder der weiche Sand am Strand – überall spürt das Kind etwas anderes.

Meist ist es bei Kindern so, dass sie das am meisten lieben, was tatsächlich gut für sie ist. Vor allem im Sommer, wenn es draußen schön warm ist, ziehen Kinder gern sofort ihre Schuhe aus. Leider neigen viele Eltern oder andere Erwachsene dazu, die Kinder nur in Schuhen gehen zu lassen. Dabei ist das Barfußgehen viel gesünder. Ihre Füße lernen, die kleinen Unebenheiten verschiedener Untergründe auszugleichen.

Wenn Fußmuskeln hingegen untrainiert bleiben, ist es leider oft der Fall, dass sich das Fußgewölbe senkt. So entstehen Spreizfüße, Senkfüße oder auch Plattfüße. Wer dies vermeiden möchte, sollte seinen Kindern, so oft es geht, die Möglichkeit geben, barfuß herumlaufen zu können. Zudem kannst du als Elternteil gleich mitmachen. Gemeinsam geht alles viel leichter und verdoppelt den Spaß. Wer das Barfußlaufen mit seinen Kindern erlebt, kann sich hinterher wunderbar über die verschiedenen Eindrücke mit den Kindern austauschen. So förderst du auch die Sprache deines Kindes, da es neue Wörter kennenlernen wird.

Zu Hause barfuß zu laufen ist ebenso förderlich. Achte nur darauf, dass der Fußboden nicht zu kalt ist. Sollten die Kinder Socken benötigen, ist es wichtig, dass sie groß genug sind. Die Füße der Kinder sind empfindlicher, immerhin befinden sie sich noch um Wachstum. Bei rutschigen Fußböden sind Stoppersocken wichtig, da sonst die Gefahr besteht, dass die lieben Kleinen stürzen und sich verletzen können.

Was viele vielleicht nicht wissen, ist, dass das Gehen ohne Socken und Schuhe sogar die Entwicklung des Gehirns unterstützt. Der Grund dafür ist, dass unsere Füße besonders viele Nerven haben. Diese werden durch das Gehen ohne Schuhe sehr stimuliert.

Du kannst mit deinem Kind auch Fußspiele machen wie: Dinge ertasten können und etwas greifen. Probiere es einfach aus. Setzt euch einander gegenüber. Hebe mit den Füßen beispielsweise einen Ball in die Höhe und übergib ihn deinem Kind. Du wirst dabei viele Muskeln in deinen Füßen und Beinen spüren, von denen du gar nicht wusstest, dass sie existieren.

Für Kindergeburtstage ist auch das Fuß-Tastspiel eine lustige Angelegenheit. Die Kinder bekommen die Augen verbunden. Sie müssen mit ihren Füßen, während sie auf einem Stuhl sitzen, verschiedene Gegenstände ertasten. Wer die meisten Dinge erkennt, hat gewonnen.

Viele Orte haben in wundervollen Parks oder auf Spielplätzen Barfußpfade hergerichtet. Zögere nicht, wenn du an einem vorbeikommst. Zieh gemeinsam mit deinen Kindern die Schuhe und Socken aus. Lauft ruhig und langsam darüber. So steigert ihr das Gefühlserlebnis.

Du kannst deine Kinder aber auch auf Wiesen, in Wäldern, beim Wandern durch die Berge, im Moor oder am Fluss barfuß laufen lassen. Überall gibt es viele Reize und vieles zu entdecken. Und Kinder sind die geborenen Entdecker. Nutze diese unkomplizierten und kostenlosen Erlebnisausflüge. Deine Kinder und ihre Füße werden es dir danken. Liebe geht auch durch die Füße!

Wenn wir im Freien ohne Schuhe gehen können, entfaltet sich unser Talent des Ertastens noch viel besser. Es gibt so viele Untergründe, über die wir spazieren können. Sehr schnell werden wir und auch die Kinder spüren, wie viele Unterschiede es sogar noch zwischen Sand und Sand und Wiese und Wiese gibt.

Nebenbei fördern wir auch die Ausdauer und Konzentration der lieben Kleinen, helfen ihnen, Entdeckerfreude und Balance zu trainieren und fördern ihren Wortschatz.

Wenn Kinder viel barfuß laufen dürfen, bildet sich schnell eine natürliche Schutzschicht an ihren Sohlen, die Lederhaut. Es ist dennoch wichtig, dass Eltern darauf achten, wo ihre Kinder ohne Schuhwerk unterwegs sind, um keiner Verletzungsgefahr ausgesetzt zu sein. Brombeersträucher und Disteln können solch einen Ausflug im Desaster enden lassen.

Aufgeheizter Sand und Asphalt sind ein weitere Problemböden. Sogar im heimischen Garten können Gefahren lauern, da sich Bienen und Wespen sich im Gras herumtummeln können. Für den Fall der Fälle sollte man unbedingt einen „Bite away“ oder zumindest eine aufgeschnittene Zwiebel auf einen frischen Stich drücken. Der „Bite away“ neutralisiert Insektengifte sofort thermisch: durch kurzzeitig große Hitze. Das tut zwar kurz weh, rettet aber vor einem Tag mit Schwellungen und Schmerzen. Auch die DLRG setzt ihn an Stränden bei den dort häufigen Insektenstichen seit Jahren ein.Du könntest auch deinen Rasen radikal kurzmähen und Kleeblüten und Insektenverstecke ausmerzen. Du kannst aber auch deine Wiese in kurze Kindergras- und hohe Insektenblumenbereiche aufteilen. Dann behalten deine Kinder noch eine bunte Bienenwiese.

9.2 Barfußtipps für Kids auf einem Blick

- Barfußpfade bieten mehr Sicherheit
- Wiesenentdeckungstour
- Barfußschuhe schützen Kids - sozial und vor Verletzungen
- Strände
- Waldwanderung
- Barfuß zu Hause
- Fühlwannen mit unterschiedlichen Materialienfür die Kleinsten
- Fußmassagen zum Erwärmen
- regelmäßige Angebote zum Barfußgehen
- Greif- und Tastspiele mit den Füßen
- Wackelbretter

9.3 Schule und barfuß? Eine Beispielgeschichte für mögliche Konflikte

Mein Sohn wollte schon immer von sich aus ohne Schuhe laufen. Ich konnte ihm noch so schöne Schuhe mit Dinos oder Zeichentrickfiguren darauf kaufen. Sie interessierten ihn nicht.

Manchmal war es aber dennoch so, dass er seine Schuhe rasch wieder anziehen wollte. Wahrscheinlich lag es daran, dass seine Haut noch etwas empfindlich war und mancher Untergrund sehr schmerzte.

Irgendwann kam dieser eine Sommertag. Es war so warm draußen, dass meine Füße in den Schuhen brannten. Sie fühlten sich fast so an, als würden sie in einem Dampfgarer hängen. Mein Sohn hatte seine Schuhe längst ausgezogen. Er genoss den weichen Sand, das Wasser und den matschigen Sand an seinen Füßen.

Ich entschloss mich dazu, es ihm nachzutun und zog ebenfalls die Schuhe aus. Dieses Gefühl werde ich nie vergessen. Ich fühlte mich frei und es tat einfach nur gut, ohne Schuhe durch den nassen Strandsand zu gehen. Wie erfrischend! Ich genoss es, die winzigen Sandkörner zwischen meinen Zehen durchrieseln zu lassen.

Wir hatten an diesem Tag so viel Spaß zusammen. Wir entschieden, auch zum Eis essen in die Stadt ohne Schuhe zu gehen, solange es der Asphalt zuließ.

Wir zogen einige Blicke auf uns. Doch es war eben Sommer und für uns der Beginn eines leidenschaftlichen Barfußlebens. Nach dem Eis essen liefen wir so auch den restlichen Weg nach Hause.

Mein Sohn war damals acht Jahre. Ich brachte ihn jeden Tag zur Schule. Er ging natürlich mit Schuhen, da es unverantwortlich gewesen wäre, ihn in der Schule ohne gehen zu lassen. Und doch brachte mein Barfußlaufen vor allem für ihn Probleme mit sich.

Die Kinder sahen mich und beäugten stets meine blanken Füße. Für mich war dies kein Problem. Im Gegenteil, ich freute mich daran, dass ich ihr Interesse weckte. Ich wollte sie am liebsten mit meiner Leidenschaft anstecken.

Leider war mein Sohn oft im Visier der anderen Kinder. Sie ärgerten ihn, weil ich meine Leidenschaft offen auslebte. Er wurde immer „der mit der Barfußmutter“ genannt. Das kränkte und ärgerte ihn sehr. Er liebte mich. Zugleich war er wütend auf mich, da die Hänseleien durch mich ausgelöst wurden.

Die Kinder verstanden nicht, wie ich stets und ständig ohne Schuhe unterwegs sein konnte. Manche fragten meinen Sohn immer wieder nach dem Grund. Er erklärte ihnen jedes Mal, dass es eben gesund sei. Und doch wollten die neugierigen Fragen nicht enden. Dies führte dazu, dass er nicht mehr gerne zur Schule ging und auch nicht wollte, dass ich überhaupt mitging.

Irgendwann fingen die Kinder immer mehr an, ihn zu ärgern. Sie sagten Sätze wie: „Die haben bestimmt kein Geld zu Hause!" Manche Kinder gingen soweit, dass sie ihm sagte, dass ich ekelhaft sei und meine Füße nie wieder richtig sauber werden würden.

Mein Sohn war eigentlich eine Frohnatur. Aber irgendwann kam er traurig von der Schule nach Hause. Wir sprachen miteinander und fanden die Lösung, dass ich weniger ins Sichtfeld der anderen Kinder rücken würde. Fortan verabschiedeten wir uns auf der gegenüberliegenden Seite. Zwar wurden die Sprüche etwas weniger. Aber was einmal in den Köpfen der Kinder sitzt, sollte dort hartnäckig haften bleiben.

Irgendwann fasste mein Sohn aber einen Entschluss, der mich zum Staunen brachte. Er wollte fortan auch barfuß gehen. Wir alle wissen, dass Kinder sich um tausende Dinge Gedanken machen. So auch mein Sohn. Er fragte sich zunehmend, was denn eigentlich so schlimm daran sein sollte, dass seine Mutter ohne Schuhe durch die Welt spazierte.

Ich freute mich. Aber ich hatte auch Zweifel. Denn ich wusste, dass zusätzlicher Ärger auf uns zukommen würde. Und doch unterstützte ich ihn darin.

Viele Tage vergingen, an denen wir das Barfußsein trainierten und Gespräche führten, worauf er alles achten sollte. Da meine Bedenken nicht weichen wollten, vereinbarte ich mit meinem Sohn, dass er das Experiment jederzeit beenden konnte, wenn die Hänseleien der anderen nicht aufhören sollten oder er mit den Lehrkräften Ärger bekommen würde. Wir besprachen auch alle wichtigen Regeln, beispielsweise, dass er im Sportunterricht Schuhe tragen musste, da es dort bei verschiedenen Spielen schneller zu Verletzungen kommen konnte.

Zudem packten wir eine kleine Notfalltasche mit Feuchttüchern, Creme und Pflaster zusammen. Auch eine Pinzette fand darin ihren Platz, falls er einmal einen Splitter haben würde.

Ich erklärte meinem Sohn, dass es besonders wichtig sei, achtsam zu gehen, wenn er ohne Schuhe unterwegs ist. Nicht nur, dass er so mögliche Gefahren vermeiden kann. Es hilft auch, sich für einen Moment aus dem stressigen Alltag zu zurück zu ziehen, da der Fokus auf etwas Anderem liegt.

Leider kam es wie erwartet zu neuen Problemen in der Schule. Nicht nur, dass die anderen Kinder es maßlos übertrieben. Auch die Lehrer waren hin und wieder sehr unverschämt.

Da es an der Schule meines Sohnes bisher nicht der Fall war, dass ein Schüler ohne Schuhe erschien, vereinbarte ich mit meinem Sohn, dass er der Schulleitung von seinem Experiment und auch den Lehrern davon berichten sollte. Erst nach Wochen erfuhr ich, dass er der Schulleitung aus Angst vor der Reaktion nichts gesagt hatte.

Eine Lehrerin sagte ihm, dass es ihr egal sei und er selbst auf sich aufpassen müsse. Erneut ermutigte ich ihn, mit der Schulleitung zu sprechen. Schließlich fasste er sich ein Herz und informierte den Direktor darüber. Ohne meinem Sohn große Beachtung zu schenken sagte er ihm nur, dass er doch Barfußschuhe anziehen könne.

Dies waren harmlose Reaktionen. Doch mit einem Lehrer bekam er richtig Ärger. Dieser hatte von seinem Experiment nichts mitbekommen. Er glaubte, dass mein Sohn seine Schuhe nur zum Spaß ausgezogen hatte. Er forderte ihn mit einer unmöglichen Wortwahl auf, seine Schuhe wieder anzuziehen. Als er dies nicht tat, da er ja gar keine dabei hatte, gab es einen Eintrag ins Hausaufgabenheft.

Mein Mann und ich fuhren in die Schule, um das Gespräch zu suchen. Nach langem Hin und Her und vielen abgeneigten Lehrermeinungen entschieden wir, dass unser Sohn in den kälteren Monaten zumindest Barfußschuhe tragen sollte, damit er keinen Ärger in der Schule bekam. Sobald die Temperaturen allerdings steigen würden, sollte er auch in der Schule wieder barfuß laufen dürfen.

Doch als die warmen Temperaturen kam und unser Sohn ohne Schuhe in die Schule ging, begann alles von vorne. Irgendwann kam er dann nach Hause und meinte mit der Ernsthaftigkeit eines Erwachsenen, dass es nun genug sei. Die Hänseleien, die er täglich über sich ergehen lassen musste, konnte er nicht mehr ertragen. Auch die Blicke und negativen Kommentare der Lehrer wie: „Wenn du ins Bad ohne Schuhe gehst, wirst du ganz schön viele Bakterien mit dir herumtragen und überall verteilen!“ oder „Wenn du immer ohne Schuhe läufst, wirst du schneller krank als die anderen Kinder. Da du aber selbst so laufen willst, brauchst du dann auch nicht zu Hause bleiben!“.

Ich ärgerte mich sehr darüber. Ich schrieb einen Brief an den Direktor, dass all diese Äußerungen gegenüber meinem Sohn doch zu unterlassen seien! Immerhin war er, seitdem er barfuß lief, nicht mehr krank gewesen. Auch die Ärzte fanden es großartig, dass er die meiste Zeit barfuß durchs Leben geht. Denn sein Fußbild hatte sich seitdem enorm verbessert. Davon profitierte auch sein Körper.

Als auf meinen Brief keine Antwort kam und mein Sohn mich so entschlossen ansah, war mir klar, dass ich ihm nicht im Wege stehen würde. Sein Wohlbefinden ging vor. Er sollte in aller Ruhe lernen können. Gemeinsam sahen nach Barfußschuhen als Alternativen um. Von diesem Tag an lebte er ruhiger.

Soweit die Beispielgeschichte. Wenn du dein Kind dabei unterstützen willst, barfuß zu leben, solltest du bereits im Vorfeld sicherstellen, ob dies an seiner Schule tatsächlich möglich ist. Du solltest dein Kind auf Schwierigkeiten und das Unverständnis anderer Kinder vorbereiten.

Üben mit deinem Kind auch, schlagfertig zu reagieren. Sage ihm, was es Anderen ruhig und sachlich entgegnen kann. So hilfst du ihm, dass es nie sprachlos Anderen ausgesetzt ist und ein starkes Selbstbewusstsein behält.

9.4 Kindergärten für Barfuß-Kids: Elfriede Hengstenberg und Emmi Pikler

Haben Sie schon einmal etwas von Elfriede Hengstenberg und Emmi Pikler gehört? Beide Frauen haben sich mit dem Thema Barfußlaufen ausführlich befasst. Sie stellten fest, dass Barfußgehen für die kindliche Entwicklung sehr wichtig ist.

Ich möchte dir hier ihre Arbeit etwas näherbringen. Vielleicht hilft dir das auch bei der Wahl des Kindergartens oder der Grundschule weiter. Ein Kindergarten, in dessen Konzept etwas von Hengstenberg und Pikler steht, könnte dir und deinem Kind gut gefallen.

Elfriede Hengstenberg lebte von 1892 bis 1992 in Berlin. Dort war sie als Gymnastiklehrerin tätig. Sie widmete ihre Arbeit den Großstadtkindern. Sie wollte ihnen ermöglichen, dass sie ihre Bewegungsfähigkeiten selbstständig entdecken und ohne den Einfluss Erwachsener entwickeln konnten.

In den 1930er Jahren begegnete sie Emmi Pikler in Ungarn. Emmi Pikler war Kinderärztin. Sie lebte von 1902 bis 1984. Sie gründete ein Säuglingswaisenheim in Budapest und leitete es viele Jahre. Bis zur Gegenwart ist das Heim, das den Namen „Lóczy“ trägt, für seine Forschung und Weiterbildung als Pikler-Institut bekannt.

Als Emmi Pikler noch als Familienberaterin aktiv war, erkannte sie, wie wertvoll es für Kinder ist, sich durch freies Bewegen und Ausprobieren selbständig entwickeln zu können. Sie stellte den Zusammenhang zwischen der Bewegungsentwicklung eines Kindes und dessen Persönlichkeitsentwicklung fest. Im Training der Geschicklichkeit entwickeln sie unter anderem Selbstvertrauen und Ausdauer. Um frei spielen zu können, brauchen sie Zuwendung und Geborgenheit.

Emmi teilte Elfriedes Anliegen, dass die Kinder sich selbstständig entwickeln konnten und zu freien Entdeckern wurden. „Ich lasse die Kinder also grundsätzlich selbständig forschen und entdecken... und bereite Gegenstände und Geräte vor, die

die Kinder verlocken, damit zu experimentieren.“ (E. Hengstenberg)

1915 bis 1980 arbeitete Elfriede Hengstenberg privat als Bewegungspädagogin sowie als freie Mitarbeiterin in verschiedenen Schulen. 1928 bis 1933 war sie an der Montessorischule in Berlin-Dahlem tätig.

Elfriede war es wichtig, den Eltern und Pädagogen zu vermitteln, respektvoll mit Kindern umzugehen. Grund dafür war, dass sehr viele Kinder in einem besorgniserregenden Zustand zu ihr kamen. Sie hatten Haltungsschäden und waren verhaltensauffällig. Elfriede wusste, dass dies an falschen und zu vielen Anforderungen lag. Sie beobachtete vergleichend Kinder, die ungestört durch Eltern selbstständig spielen konnten. Diese konnten unermüdlich Widerstände selbstständig aus eigener Kraft überwinden.

Elfriede wählte gezielt Aufgaben und erfand Geräte für die Kinder, die ihre Experimentierfreude wecken sollten. Während die Kinder vieles ausprobierten, mischte sie sich nicht ein, sondern blieb stille Beobachterin. So konnten die Kindern selbstständig Zusammenhänge erkennen. Sie lernten, dass auf jede Aktion eine Reaktion folgte, auch wenn diese mitunter schmerzhaft war. Sie übertrugen dies selbständig auf ihr täglichcs Leben.

Die Geräte zum Herumprobieren waren von der Natur inspiriert. Kinder lieben es zu klettern, zu balancieren, zu kriechen, zu rutschen und zu springen. Leitern, Hocker und Balancierstangen bieten den Kindern viele solcher Möglichkeiten.

Das Schöne an den Hengstenberg-Materialien ist, dass man sie kombinieren kann und ganze Landschaften daraus bauen kann. Die Kinder können sie mit ihrem Tempo erkunden. Die Hengstenberg-Geräte sollen ausschließlich barfuß genutzt werden. Damit sind wir mitten bei unserem Thema. Nur wenn sich die Kinder auch mit freien Füßen bewegen, können sie ihre Umgebung mit allen Sinnen erkunden.

Kindergärten und Schulen, die mit solchen Parcours arbeiten, leisten hier gleichzeitig einen hohen Beitrag zur gesunden Entwicklung der kindlichen Füße. Sie ertasten barfuß die Oberflächen und Klettermöglichkeiten. Sie erleben intensiv die Beweglichkeit ihrer Zehen und trainieren ihre Fußmuskeln. Sie lernen, wie sie auf den Geräten sicheren Halt finden. In Kapitel 7.3 erwähnte ich bereits die Wackelbretter. Schon Elfriede Hengstenberg arbeitete mit ihnen!

Wenn du mehr über die Hengstenberg-Geräte erfahren möchtest, kann ich dir ihr Buch „Entfaltungen“ empfehlen. https://basisgemeinde.de/artikel/bewegungsgeraete-nach-hengstenberg-

Kapitel 10

Sport und Grenzen

Für viele Menschen ist Sport der nötige Ausgleich zu einem bewegungsarmen oder stressigen Alltag, um gesund zu bleiben. Falls du dazu gehörst, stellst du dir vielleicht die Frage, wie du dein Hobby mit deiner neuen Leidenschaft, dem Barfußlaufen vereinbaren kannst.

Am einfachsten fällt die Antwort bei Sportarten wie Schwimmen, Beachvolleyball oder Taekwondo aus, die man sowieso ohne Schuhe ausübt. Das Grübeln setzt spätestens bei Sportarten wie Rennradfahren oder Klettern ein.

10.1 Barfuß trainieren im Fitness-Studio?

Eingeengte Füße können nicht ihre volle Balance- und Muskelkraft entfalten. Schon allein aus diesem Grund ist es sinnvoll, so oft es geht, barfuß zu trainieren.

Wenn du beispielsweise in ein Fitnessstudio gehst, führst du viele Übungen im Stehen, also auch mit deinen Füßen aus. Sie zählen zu den Hauptakteuren! Daher sollten sie gleichfalls Aufmerksamkeit im Fitnesstudio.

Schenke zu allererst deinen Füßen ihre Freiheit. Ziehe beim Trainieren die Schuhe aus. Achte darauf, dass deine Füße stabil stehen. Nur so können sie das Gewicht des Körpers gleichmäßig verteilen.

Wusstest du, dass viele Schuhe, die mit ihren hohen Keilen und Luftkissen unter den Sohlen für Bequemlichkeit beim Sport sorgen sollen, dafür sorgen, dass die meisten Menschen nicht mehr gut in die Hocke gelangen? Probiere es einmal aus. Sicher hast du deine Sportschuhe noch irgendwo zu Hause stehen. Zieh sie für einen Moment lang an und versuche, in die Hocke zu gehen. Du wirst merken, wie schwer es ist – oder vielleicht sogar unmöglich. Anschließend kannst du den Selbstversuch ohne Schuhe machen.

Barfuß-Sportler sind stärker! Hinzu kommen größere Ausdauer und Beweglichkeit. Wenn wir barfuß trainieren, erhält unser Gehirn viel mehr Informationen von den Füßen vermittelt. Dadurch baut es eine viel klarere Vorstellung davon auf, wie die einzelnen Körperteile (Beine, Arme, Rumpf) zueinander stehen. Durch die viel detailliertere Eigenwahrnehmung kannst du deine Bewegungen wesentlich besser kontrollieren.

Befürchtest du, dich ohne Schuhe zu verletzen? Das Risiko sinkt – jedenfalls Indoor – sogar erheblich, wenn du die Schuhe weglässt! Wer ohne Schuhe unterwegs ist, bewegt sich bewusster und denkt vorausschauender.

Aber was ist, wenn es im Studios eine Schuh-Pflicht gibt? Tatsächlich gibt es in vielen Fitnessstudios eine Schuh-Pflicht. Sie soll die Verletzungsgefahr senken. Am besten wäre es daher, sich von Anfang an ein Fitness-Studio zu suchen, in dem es erlaubt und sogar erwünscht ist, barfuß zu trainieren. Ansonsten bleibt dir die alternativ, Barfußschuhe zu tragen.

10.2 Barfuß Wandern

Das Wandern ohne Schuhe ist zunehmend beliebt. Wichtig ist, dass du am Anfang Wege mit einem weichen **Untergrund** auswählst. Das können Sandwege oder Erdböden sein. Wer durch den Wald wandern will, sollte auf naturnahe Pfade achten. Sie eignen sich wesentlich besser als Forstwege, die schmerzlich mit Schotter aufbereitet wurden. Für den Fall dass du beim Wanderns in unübersichtliches Gelände gerätst, ist es wichtig,

Barfußschuhe in Reserve dabei zu haben. Falls du ganz barfuß bleiben willst: Betritt unübersichtliche Böden nur langsam. Wer langsam geht, gibt den Fußreflexen genügend Zeit, um die erforderlichen Warnsignale senden zu können.

An Grillplätzen und Rastplätzen sei besonders vorsichtig. Hier können Glasscherben herumliegen. Scherben können so klein sein, dass man sie erst wahrnimmt, wenn es zu spät ist.

Auch Wiesen stellen ungeahnte Herausforderungen dar. Norddeutsche Wiesen beispielsweise sind übersät mit elenden Disteln übersät, die flach sein können wie Löwenzahn. Ein Tritt auf sie genügt, und du kannst abends in heißem Seifenwasser 30 Stacheln aus Zehen und Fußgewölbe herausweichen lassen und Stück für Stück herauspulen. Ich trat beim Wiesenausflug gleich in etwa 5 Disteln, bis ich die Piekser als gemeine Gefahr ernst nahm.

Dornen und Splitter sind zwar in der Regel harmlos. Meist kann man die kleinen Fremdkörper leicht entfernen, wenn man eine Pinzette im Notfallpaket dabeihat. Doch mitunter brechen lange feine Spitzen wie bei Brombeerdornen ab. Solche Reste sorgen für Entzündungen, wenn man sie nicht sorgfältig mit herauspult oder in heißer Seifenlauge herausweichen lässt.

Für Überraschungen sorgen auch muntere Insekten. Im blühenden Klee tummeln sich gern Bienen.

Manche Wiesen sind durchsetzt von harten Grashalmen. Hier gibt es einen Trick, wie dauerndes Stechen in die Fußsohle vermieden werden kann: Streiche mit den Füßen flach über das Gras. So kannst du die Grashalme umlegen.

Solltest du an Weidezäunen vorbeikommen, die Durch gänge für Wanderer haben, achte auf herabhängenden Stacheldraht.

Was beim Barfußwandern für viele das Wichtigste ist, ist die **Qualität**, nicht die Quantität. Barfußwanderer wollen den Boden und die Natur mit allen Sinnen spüren. Barfußläufer wollen meist ein vielfältiges Gefühlserlebnis haben. Allerdings kommt auch hier früher oder später bei vielen der Wunsch, weitere Strecken zurückzulegen. Ich bin aber gern, mit Vibram

Five Fingers als Barfußschuhen, durch die Alpen gewandert. Das geht auch gut über Schotterfelder. Ich hatte das Gefühl, durch die Zehen viel besseren Grip zu haben (vgl. mein Youtube-Video: „Barfuß (3): Alpenwandern mit Barfuß-Schuhen?“).

Wer barfüßiger Purist bleiben möchte: In Touristenzentren bekommt man leider oftmals nur Wanderwege empfohlen, die geschottert sind. Schau dich lieber nach naturbelassenen Gegenden um. Brandenburg bietet mit seinen sandigen Böden ein optimales Reiseziel, um seiner Barfuß-Leidenschaft nachgehen zu können. Man kann aber auch an heimischen Flussufern entlangwandern, sogar durch das seichte Flussbett gehen (Vorsicht mit Muscheln, glitschigen Steinen und Scherben!). Auch das Elbsandsteingebirge bietet Barfußwanderern schöne Gebiete, die man barfuß erkunden kann. Hier gibt es sogar traditionelle Barfuß-Kletter an den Felsen!

Wenn du neue Barfuß-Wanderwege entdecken willst, kannst du dich einer Barfußgruppe beispielsweise auf Facebook anschließen. Dort bekommst du schnell weiterführende Tipps.

Geführte Barfußwanderungen: In Barfußgruppen oder Vereinen kannst du sie erfragen und sogar eigene anbieten. Solltest du dich dafür entscheiden, beispielsweise in deiner Lieblingsgegend Barfußwanderungen anzubieten, dann sollte die Strecke zwischen sechs bis zehn Kilometer lang sein und frei von schmerzlichem Belag sein.

Auch in guten Wanderkarten findest du häufig Hinweise auf unbefestigte Strecken. Es empfiehlt sich, sie trotzdem im Vorfeld per Rad zu erkunden. So verschaffst du dir einen Überblick über eventuelle Gefahren. Du kannst sie gleich auf der Karte markieren oder für deine Gruppe vor Ort Hinweise hinterlassen, beispielsweise mit roten Bänder an Bäumen in der Nähe.

Ideal sind Strecken dann, wenn sie für die Füße abwechslungsreich sind. Auch kurze Stücke über Pflaster oder Asphalt beschenken die Sinne. Wer seine Begleiter etwas ärgern oder auf die Probe stellen will, kann hundert Meter Schotterweg in seine Strecke einfügen.

Eine gute Routenplanung berücksichtigt, dass die Strecke nicht nur stur geradeaus führt, sondern auch auf und ab geht und durch Wasser und feuchte Stellen führt. Biete deinen Mitwandernden auch ein schönes Ziel! Kinder lieben vielleicht eine tolle Spiellandschaft oder Tiere am Ziel. Erwachsene freuen sich vielleicht auf eine schöne Aussicht.

Zur **Ausrüstung** zählt neben Verpflegung, sondern auch die kleine Barfuß-Apotheke mit Desinfektionsmittel, Lupe und Pinzette (siehe Kapitel 12.2).

Aufwärmen: In Kapitel 7 stellte ich einige Übungen zur Fußgymnastik vor. Du kannst sie gut als Aufwärm-Übung vor dem Start einbauen. Hierbei kann sich die Wandergruppe fröhlich kennenlernen, falls Neue mit dabei sind.

Mit Schulklassen barfuß wandern: Kinder im Alter von sieben bis vierzehn Jahren kann man schnell für das Barfußwandern begeistern. Hier werden sie sinnlich angesprochen. Zusammenhalt mit Anderen und das Erleben der Natur stehen im Vordergrund.

Wichtig ist, dass du die Eltern im Vorfeld gut darüber informierst und sie wissen lässt, dass du gut vorbereitet bist und der Weg gut erkundet ist. Viele Eltern werden skeptisch sein, wenn sie hören, dass die Wanderung ohne Schuhe stattfinden soll.

Du kannst die Eltern auch im Vorfeld dazu einladen, den Wanderpfad gemeinsam zu erkunden. So haben sie nicht nur ein besseres Gefühl, sondern auch die Möglichkeit, sich anschließend mit ihren Kindern auszutauschen – und das Barfuß-Wandern vielleicht sogar für sich zu entdecken. Das A und O ist: dass die Eltern nicht das Gefühl haben, dass dies eine spontane Aktion ist, sondern eine gut durchdachte.

Die Wanderung kann einen Bezug zu Unterrichtsfächern und Projekten aus Geographie, Biologie und Sport haben. Auch eine Verbindung zum Geschichtsunterricht könnte es geben: beispielsweise als Erfahrung, wie man ohne Schuhe läuft (Mittelalter, Steinzeit).

10.3 Fußball ohne Schuhe?

Geht das? Nur wenn man nicht ernsthaft spielen will. Falls Kinder Fußball barfuß spielen möchten, brauchen sie einen weichen Rasen oder ein sandiges Fußballfeld. Wichtig ist, dass alle Mitspieler barfuß sind, da man sich sonst gegenseitig verletzen kann.

Wenn Kinder barfuß Fußball spielen, sollten sie einen Softball wählen. Der ist zwar leichter und macht es schwieriger, das Tor zu treffen. Aber es kommt beim Barfuß-Fußball eher darauf an, die Füße zu stärken und freizulassen.

10.4 Barfuß Marathon

Ja, es ist möglich, einen Marathon barfuß zu laufen. Der Athlet Abede Bikila hat es bewiesen und damit sogar gesiegt. Im Jahr 1960 nahm er an den Olympischen Spielen in Rom teil. Er lief mit der Bestzeit von 2:15:16h. Damit gewann er die erste Goldmedaille für Äthiopien.

Das Besondere an seinem Sieg war, dass er die Strecke als Einziger barfuß lief. Das war eher ein Zufall beziehungsweise sogar Pech. Adebe Bikila kam zwar mit Schuhen von Äthiopien nach Italien. Doch sie waren so stark durchgelaufen, dass sie sich nicht mehr für einen Marathon eigneten. Als er in Rom Schuhe kaufen wollte, hatte er kein Glück. Sie passten ihm zu schlecht und waren unbequem. Deshalb entschied er, lieber barfuß am Marathon teilzunehmen.

Dies war eine kluge Entscheidung. Sein Trainer fand heraus, dass er ohne Schuhwerk noch schneller lief. Leider wird noch heute behauptet, dass er damals nur barfuß gelaufen sei, um die Welt auf die schlechten Verhältnisse seines Landes aufmerksam zu machen.

Ich möchte jedoch festhalten, dass es nicht hier darum gehen soll, zu beweisen, was man als Barfußläufer alles kann.

Wenn man sich dafür entscheidet, barfuß durchs Leben zu gehen, sollte lieber der Spaß und das Körperempfinden im Vordergrund stehen.

Kapitel 11

Barfuß auch im Winter?

Wer sich für ein Barfußleben entscheidet, steht spätestens im europäischen Winter vor der Frage, ob es wirklich gut ist, immer barfuß zu gehen. Denn du kannst dich erkälten und riskierst Erfrierungen an den Zehen. Doch schon im Frühling und Herbst kann nasse Kälte über Null Grad deine Zehen schädigen.

Im Herbst zieht sich der normale Schuh-Mensch wärmer an und verpackt auch seine Füße in warme Socken und Schuhe. Doch was machst du, wenn du leidenschaftlicher Barfußläufer geworden bist?

Um den Körper auf kalte Temperaturen einzustellen, kannst du wunderbar Übungen von Wim Hof, dem „Iceman" machen. Du findest sie im Buch „Die Wim-Hof-Methode" beschrieben, ebenso in vielen Videos auf Youtube. Selbst wenn du nie Lust auf Eisbaden haben wirst, trainierst du damit deinen Kreislauf bis in feinste Kapillaren und wirst insgesamt hübscher. Ich konnte damit als ehemalige Frostbeule noch im Winteranfang im T-Shirt draußen umhergehen – während die Anderen sich in dicke Anoracks hüllten.

Eine zentrale Rolle spielt die Bodentemperatur. Du kannst sie gut mit einem Infrarotthermometer messen. Schaffe dir eins für die kalte Jahreszeit an – es geht um deine Zehen! Wer über feuchte Böden oder sogar über Schnee geht, muss besonders vorsichtig sein. Schon bei Plusgraden können dann Erfrierungen auftreten.

Wer bei kalten Temperaturen barfuß läuft, wird anfangs einen leichten Schmerz spüren. Mit der Zeit lässt dieser nach, da sich deine Füße daran gewöhnen. Das Nachlassen kann jedoch trügerisch werden. Du solltest tatsächlich dauernd deine Zehen beobachten. Ab da wenn sie weiß werden, besteht die Gefahr einer Erfrierung. Dann sind sie nicht mehr gut durchblutet. Ab bläulich dunkler Färbung solltest du in Alarmstimmung sein. Ab jetzt ist ein Arztbesuch angesagt.

Leider hatte ich mir – damals noch ohne Thermometer unterwegs – auf der Nordseeinsel Sylt im Windchill bei feuchter Kälte zwei Zehen angefroren. Sie sehen dann blauschwarz aus. Zum Glück konnte ich sie vorsichtig wiederbeleben, so dass sie wieder rosig wurden. Leider dauerten restliche Durchblutungsstörungen noch Jahre später an. Kälte ist also nicht objektiv messbar, sondern deine Zehen multiplizieren die physikalische Kälte mit der gesteigerten Auskühlung durch Windchill und Nässe! Das größte Problem setzt dann ein, wenn du über die anfänglichen Schmerzen durch Kälte hinwegsiehst: dann wenn du die Zehen nicht mehr spürst.

Wenn die Temperaturen unter null Grad Celsius liegen, solltest du nur wenige Minuten barfuß gehen und jedes Schmerzsignal ernst nehmen, statt es wegzubügeln. Dieselbe Regel gilt, wenn die Temperaturen um die fünf Grad plus liegen und Nässe hinzukommt. Und ebenso empfindlich reagieren deine kleineren Zehe, wenn die Temperatur zwar noch höher liegt plus nasskalt plus windig. Klingt kompliziert? Höre einfach auf die anfänglichen Schmerzen in deinen Zehen und sei liebevoll zu ihnen. Ein nackter Fuß ohne kleine Zehen sieht einfach doof aus und schädigt deine gesamte Körperstatik. Auch leichte Erfrierungen, bei denen der Zeh noch dranbleibt, können dich noch Jahre später stark einschränken oder zumindest irritieren.

Kommen wir zum Schnee. In der Großstadt ist das vor allem deshalb eine nervige Zeit, weil der glatt getretene Schnee rasch mit fiesen kleinen Steinchen übersät ist. Sie können scharfkantig wie Glasscherben sein. Solch ein Steinchen musste ich mir einmal ambulant entfernen lassen. Es war zwar nicht allzu tief eingetreten. Aber es hatte sich so verkantet, dass ich es mir nicht ohne Betäubungsmittel aus der Ferse entfernen konnte. Das Steinchen hatte es geschafft, sogar die dicke Lederhaut meiner Ferse zu durchstechen! Auch Hundebesitzer können Klagen über die Wirkung von Streusalz und solchen Steinchen auf Hundepfoten anstimmen. Die Steinchen bleiben auch dann noch liegen, wenn der Schnee weggetaut ist. Das Streusalz trocknet die Haut stark aus und kann für Entzündungen sorgen, wenn du dir die Füße nicht regelmäßig einfettest. Für mich ist dann die Zeit für Barfußschuhe gekommen.

Auch wenn du nicht auf Streusalz trittst, rate ich dir, im Winter die Füße gut mit Fettcreme wie Melkfett oder gleich mit „Schrundensalbe“, die einen hohen Anteil an Urea hat, einzureiben. Dadurch trocknen deine Füße bei nassem und kaltem Wetter nicht aus. Eine Austrocknung kann so weit reichen, dass du blutige Risse in der Ferse bekommst – die „Schrunden“.

Kehren wir zurück zum Schnee. Auch wenn man zum Schneemann- oder -fraubauen und für Schneeballschlachten den flockigen Schnee viel lieber mag, so sind für deine Füße die festgetretenen Schneestellen besser. Dadurch kommen nur die Sohlen mit dem kalten Schnee in Kontakt.

Schnee, dessen Oberfläche überfroren ist – Harsch – solltest du auf alle Fälle meiden. Wer ihn mit den Händen berührt hat, weiß, dass er leicht einschneiden kann. Unsere Füße sind für Schnitte noch empfindlicher als unsere Hände.

Damit deine Füße, besonders die Zehen, schnell warm werden und bleiben, musst du sie ständig in Bewegung halten. Wenn ich barfuß im Winter auf einen Zug gewartet habe, bin ich dauernd im Kreis herumgelaufen und habe zusätzlich die Zehen eingesetzt. Mitunter habe ich mich auf ein Stück Isomatte gestellt, das ich – falls der Zug voll besetzt ist – meist auf Reisen dabei habe.

Im Frühling kannst du ab einer Boden(!)temperatur von zehn Grad barfuß laufen. Bitte unterscheide tatsächlich die Bodentemperatur von der Lufttemperatur.

Kapitel 12

Fußpflege und Notfall-Apotheke

12.1 Barfuß-Pflege

Im vorangegangen Kapitel habe ich bereits erwähnt, dass die Fußpflege für Barfußläufer wichtig ist. Wer seine Füße liebt und täglich in Freilandhaltung beansprucht, wird – egal ob Kosmetikfan oder nicht – damit konfrontiert, dass sie Pflege brauchen. Die Pflege geht über das Abseifen bei der Heimkehr hinaus. Je nach Alter und Beanspruchung wird sich der Pflegegrad und das Mittel der Wahl unterscheiden. Ich erwähne hier nur Basics.

In vielen Fällen ist es notwendig, dass überschüssige Hornhaut entfernt wird, vor allem im Fersenbereich. Menschen, deren Hornhaut sehr dick ist, können hier an schmerzenden Rissen leiden, die sogar blutig aufreißen können („Schrunden"). Wer die Hornhaut entfernt, sollte von der Mitte beginnend hin zu den Rändern schleifen. Hierzu gibt es in Drogeriemärkten richtige Hornhautraspeln aus Metall (fürs Grobe) und Hornhautfeilen mit Sandpapierauflage (fürs Feine). Das Raspeln funktioniert am besten im trockenen Zustand der Füße. So martialisch es klingt – verletzen kann man sich mit der Drogeriemarkt-Fußraspel eher nicht. Mir ist es jedenfalls nicht gelungen, auch wenn ich vorher nicht in Fußpflege bewandert war. Bei den billigen Feilen ist mir wiederholt der Plastikgriff abgebrochen.

Zum Reinigen tagsüber zwischendurch schwören Viele auf Feuchttücher. Ich selbst als Nachhaltigkeits-Fan nehme schlichtweg warmes Wasser und Seife und mitunter noch eine Wurzelbürste zum Schrubben. Das Reinigen ist nicht nur aus Reinlichkeitsgründen notwendig, sondern auch, damit du am Tagesende deine Füße auf kleine Verletzungen hin sichten kannst. Das Hauptproblem, wenn man unterwegs ist und nachschauen will, ob man sich etwas eingetreten hat: Du kannst die Wunde im Schwarzfuß-Modus kaum erkennen. Daher führe ich eine kleine Wasserflasche zum Abspülen und Sichten gern bei mir. Erst danach kann ich kleine Schnitte oder Dornen erkennen. Manchen reichen für die Zwischenreinigung tagsüber auch Küchentücher, die sie zum Abwischen feucht machen.

Nach der abendlichen Endreinigung (ich reinige meine Füße jedes Mal im Bad, wenn ich in der Stadt unterwegs bin und die eigene oder eine fremde Wohnung betrete) kannst du deine Füße mit Cremes deiner Wahl oder Pflegeölen verwöhnen. Ich selbst setze auf Bio-Olivenöl. Es zieht zwar nicht superschnell ein wie manche Cremes. Doch es pflegt ohne Zusatzstoffe, und es energetisiert die Füße. Beim Eincremen oder Einölen kannst du gleichzeitig deine Fußreflexzonen und die noch reststeifen Zehe wunderbar massieren, damit sie wieder gelenkiger, gerader und länger werden. Du wirst spüren: Deine Fußmassage wirkt sich wohlig auf deinen ganzen Körper aus.

Spürst oder vermutest du einen Fremdkörper in der Fußsohle oder in den Zehen? Dann solltest du SOFORT nachschauen! Ich kann es nicht oft genug betonen, aus meinen eigenen Anfangsfehlern heraus: Schau SOFORT nach und entferne den Fremdkörper sofort! Nichts ist übler, als sich einen Dorn, ein Steinchen oder eine kleine Scherbe in die Fußsohle einzumassieren. Bei zu tief eingetretenen Sachen, die nicht mehr mit einer Pinzette greifbar sind, bist du reif für eine ambulante OP. Deren Vorteil ist, dass du hier liebevoll betäubt wirst. (Naja, eine Spritze in den Fuß neben die Wunde – fühlt sich das wirklich gut an?). In jedem Fall verlierst du eine Menge Zeit – sehr viel mehr Zeit, als SOFORT nachzuschauen und den Fremdkörper gleich zu entfernen.

Das Gemeine an Glas und Holz als Fremdkörper ist: Dein Arzt oder Operateur kann sie auf einem Röntgenbild nicht entdecken. Tritt dir in dieser Hinsicht lieber etwas Metallisches oder Steinchen ein. (Nicht ernst gemeint!) Kleinere Fremdkörper kann man – theoretisch - selbst mit einer Pinzette entfernen. Praktisch betrachtet ist das eine Frage der Gelenkigkeit. Wie weit kannst du dich selbst verrenken, um ruhig an deiner Fußsohle zu arbeiten?

Hinzu kommt deine eigene Sehschärfe. Gerade bei kleinen Dornresten und ab Disteldornen brauchst du Adleraugen und vollen Sonnenschein. Meist bietet eine Leuchtlupe einen guten Kompromiss, falls dir die Adleraugen oder die Sonne oder beides fehlen. Auch das ist eine theoretisch gute Empfehlung. Praktisch sieht das dann so aus: Du verrenkst dein Bein, um deinen Fuß zu inspizieren. Du hältst in der einen Hand mit ruhigem Brennpunkt die Leuchtlupe und tastest mit der anderen mit einer Stecknadel oder Pinzette nach dem Dornrest in deiner Hornhaut. Das hört sich nicht bequem an. Ein Freund oder Partner spendet da mehr Hilfe und Trost bei der kleinen Fuß-OP, und du erspart dir die Yoga-Einheit.

Für unterwegs und beim Entfernen von Fremdkörpern solltest du Desinfektionsmittel bei dir haben. In Drogeriemärkten gibt es kleine Fläschchen für unterwegs. Du vermeidest damit Entzündungen. Ein Fußbad in heißem Seifenwasser hilft auch sehr gut.

Wer Experimente mag, kann bei schwer erreichbaren Fremdkörpern „Zugsalbe" verwenden. Sie hilft dabei, Fremdkörper nach oben zu drücken. Hat man die Stelle damit eingerieben, deckt man sie mit einem Pflaster ab. - Soweit die Theorie. Praktisch riecht die Salbe ziemlich übel. Die teerartige Substanz quillt gerne aus dem Pflaster hervor. Und das Übelste: Deine Haut wird so schwarz, dass du den Fremdkörper kaum erkennen kannst. Ich selbst, das ist nur meine subjektive Meinung, schwöre als Alternative auf ein etwa 20minütiges Fußbad in ultraheißem Seifenwasser. Das Wasser sollte so heiß sein, dass du deinen Fuß gerade noch so in der Schüssel halten magst. Gieße auch während deiner Sitzung heißes Wasser nach. Meist werfe ich ein ganzes Stück Seife in die Schüssel, so dass sich soviel Seife daraus löst wie das Wasser aufnehmen kann. Dadurch quellen Disteldornen und gemeine Brombeerstachelreste und mein Hauptfeind Ilex von selbst aus der Hornhaut. Die Haut wird superhell. Und unter der Leuchtlupe kann man die letzten Reste gut mit einer Nadel aus der aufgeweichten Lederhaut des Fußes wegschaben. Das ist ein altes Hausmittel. Ich habe den Tipp von früheren Dorfbewohnern bekommen, nachdem ich in fünf flache Disteln getreten war, eine Unmenge an Stacheln aus meinen Füßen ragte und kaum noch gehen konnte.

Manche schwören auf Hightec-Repair. Sie verschließen schmerzhafte Schrunden und auch andere Verletzungen am Fuß mit „Wundkleber" bzw. „Flüssigpflaster". Mein Mittel der Wahl bei Schrunden bleibt „Schrundensalbe" mit einem hohen Prozentsatz an Urea.

In seltenen Fällen kommt es dazu, dass Barfußläufer Blasen bekommen. Das geschieht vor allem dann, wenn man bei kaltem und feuchtem Wetter länger auf Tour ist oder wenn man ein Anfänger ist. Mit Klebeband oder Pflaster kann man diese großzügig abdecken. So verhindert man, dass sich diese vergrößern. Blasenpflastern sind bestens dafür geeignet. Sie halten den Druck ab, der sonst beim Gehen für Schmerzen sorgen würde. Haben Blasen zu viel Flüssigkeit in sich, kann es helfen, sie aufzustechen und die Flüssigkeit ablaufen zu lassen. Hier ist es wichtig, sie zu desinfizieren, um das Eindringen von Bakterien und Schmutz zu verhindern. Lass die Haut unbedingt auf der Blase und klebe nur ein Pflaster darüber. Ohne die Haut riskierst du Entzündungen.

Falls du dir einen Zeh verstaucht hast, eine Gelenkkapsel überdreht hast oder vermutest, dass du dir gar einen deiner wertvollen Zehen gebrochen hast, dann kannst du ihn als Erste Hilfe mit Leukoplast an den Nachbarzeh tapen. Dein Nachbarzeh dient dabei als Schiene, um den verletzten Zeh ruhig zu stellen. Bitte belasse es dabei aber nicht. Ein Arzt wird deinen Zeh zwar auch „nur" tapen. Aber er macht dies auf professionellere Weise und nutzt noch weitere Ankerpunkte zur Ruhigstellung. Einer der Fehler, den du beim Tapen machen könntest: Du schnürst die Zehen zu stark ein, so dass sie schlecht durchblutet werden.

12.2 Die Notfallapotheke für deine Füße

Ob für zu Hause oder für unterwegs: Es ist immer wichtig, die richtigen Mittel dabei zu haben, die du im Notfall brauchst. Du fühlst dich sonst hilflos. Und mit kleinen Mitteln kannst du große Risiken von Anfang an bekämpfen.

Für unterwegs kannst du dir eine kleine Tasche zusammenzustellen. Du solltest sie regelmäßig auf Vollständigkeit überprüfen.

Was gehört in die Barfuß-Notfallapotheke?

Basics:

- Desinfektionsmittel (ein kleines Sprühfläschchen reicht)
- Pinzette (achte darauf, ob sie wirklich geignet ist, um Splitter zu fassen!)
- Stecknadel (oder Nähnadel, Sicherheitsnadel – sie lassen sich besser greifen)
- Leuchtlupe (oder zumindest eine kleine Lupe)
- wasserfestes Pflaster (vorgeschnitten – sonst auch eine Nagelschere zum Zuschneiden)

Manche ergänzen das durch:

- Feuchttücher zum Vorreinigen
- Skalpell
- Salben
- Wundkleber bzw. Flüssigpflaster
- Leukoplast

Kapitel 13

Fußkrankheiten als Hindernis

13.1 Fußkrankheiten

Die Fußkrankheit Nr. 1 - der Fußpilz - wuchert in Schuhen besonders gerne. Durch Barfußgehen bin ich ihn endlich los geworden. Selbst ein Nagelpilz ist innerhalb eines Jahres an frischer Luft, ohne weitere Behandlung, verschwunden. Nebenher sank allerdings mein Stresslevel durch die gesteigerte Aufmerksamkeit für mich selbst, vor allem für meine Füße.

Neben Fußkrankheiten als möglichem Hindernis gibt es auch Risikogruppen, die nur bedingt barfuß unterwegs sein sollten. Zu ihnen zählen Diabetiker und Menschen mit Gefäßerkrankungen. Diabetiker leiden oft an einer gestörten Schmerzempfindung. Daher bemerken sie leichte Verletzungen oft sehr spät. Durch die schlechte Durchblutung heilen Wunden nur langsam. Diabetiker sollten daher Verletzungen vermeiden und lieber Minimalschuhe zum Schutz tragen.

Auch bei einer Arthrose raten Ärzte meist vom Barfußlaufen ab und empfehlen orthopädische Schuhe. Hier besteht die Gefahr einer aktivierten Arthrose, die die Gelenkschmerzen enorm verschlimmert. Ich selbst startete mein Barfuß-Experiment mit einer starken Arthrose im Großzehen-Grundgelenk. Wenn ich unvorsichtig war und zuviel barfüßig joggen war, stach mein Ballenbereich hinter dem großen Zeh als wäre ich in Scherben getreten. Ärzte rieten mir dringend vom barfüßigen Leben ab. Ich begann, vorsichtiger mit meinen Grenzen umzugehen, stellte meine Ernährung unter anderem auf ein zuckerfreies Leben um und begann mit Wim Hofs Eisduschen (Buch: „Die Wim-Hof-Methode“), um die Entzündungswerte weiter in meinem Körper zu senken. Zeitweise schonte ich meine Füße und stieg auf Minimalschuhe um. Ich mache damit deutlich, dass es häufig nicht ein einzelner Faktor ist, der dir zu neuer Freiheit verhilft. Oft geht es um die für dich passende Kombination. Zusätzlich gibt es erfahrene Barfuß-Coaches, die dir persönliche Unterstützung für deine ersten Schritte geben können. So berichtete mir eine Frau, die unter Schmerzen wegen Hallux valgus (Schiefer Zeh) litt, dass sie nach einem Termin beim Barfuß-Coach Carsten Stark und mit Hilfe der Übungen, die sie von ihm erhielt, jetzt doch barfuß gehen könne. Suche dir also am besten fachlichen Rat bei bewährten Barfuß-Trainern.

13.2 Fuß-Fehlstellungen

Die Füße barfüßiger Menschen müssen sich immer wieder den verschiedenen Untergründen anpassen. Dadurch sind sie einem ständigem Training ausgesetzt. Die Fußmuskeln tragen dann das Quer- und Längsgewölbe des Fußes gut. Eine kräftige Fußmuskulatur beugt Fehlstellungen am besten vor.

Da die Fußfehlstellungen bei Erwachsenen nur langwierig bis kaum behoben werden können, ist es vor allem für Kinder wichtig, dass sie so oft wie möglich barfuß laufen können. So können sie ganz nebenbei und ohne großen Aufwand ihre Füße kräftigen. Und auch ihre Zehen können sich korrekt entwickeln.

Im Folgenden gebe ich nur einen kurzen Überblick über mögliche Hindernisse. Die gute Nachricht ist: Hier gibt es längst ausführliche Bücher mit Anleitungen dazu, wie du Schmerzen lindern und Krankheiten an deinen Füßen sogar heilen kannst. Ich verweise auf Carsten Starks Buch „Füße gut – alles gut“ (hier den zweiten Buchteil mit den Übungen) sowie auf Carsten Starks „Buch für den Hallux“. Ansonsten halte ich persönlich viel von versierten Chiropraktikern mit einer wirklich guten Ausbildung – der Titel ist nämlich nicht geschützt (beispielsweise vom Berufsverband www.chiropraktik.de).

Hallux valgus

Für diese Fußfehlstellung gibt es verschiedene Bezeichnungen. Beispielsweise wird sie auch Ballenzeh oder schiefer Zeh genannt. Der Hallux valgus bezeichnet die fehlerhafte Stellung im vorderen Fuß. Der Mittelfußknochen weicht zur Außenseite ab. Dadurch verbreitert sich der Ballenbereich stark. Die Sehne des großen Zehs ist stark verkürzt, wodurch er zur Seite gezogen wird. Er zeigt dann in die Richtung des kleinen Zehs statt nach außen.

Hallux rigidus

Von dieser Fehlstellung spricht man, wenn der große Zeh schmerzt und steif ist. Diese Krankheit ist die Folge von Abnutzung. Dadurch kann man beim Gehen schlecht abrollen. Es kann zu wuchernden Knochenpartien kommen. Der Hallux rigidus kann durch Verletzungen und fehlerhafte Belastung entstehen.

Fersensporn

Diese Erkrankung ist sehr schmerzhaft. Hier ist das Fersenbein betroffen, vor allem an den Sehnenansätzen. Oft entstehen durch den Fersensporn knöcherne Ablagerungen. Sie fördern dann Entzündungen. Das Gehen wird dann fast unmöglich.

Die Ursachen für den Fersensporn können falsche Schuhe, Übergewicht oder auch Überbelastung durch Sport sein. Leider holen sich auch oft Anfänger beim Barfußlaufen einen Fersensporn! Sie trainieren zu wenig das Aufsetzen mit dem Vorfuß und rammen ihre ungepolsterte Ferse in den Boden.

Spreizfuß

Das Fußgewölbe ist abgeflacht. Beim Laufen liegt dann die Hauptlast auf dem Ballen- und Zehenbereich. Typische Merkmale sind Druckstellen und Hornhautschwielen. Die Ursachen für diese Fußfehlstellung können beispielsweise sein:

- langes Stehen,
- Übergewicht,
- Muskel- und Bänderschwächen,
- schweres Heben,
- zu hohe Schuhe.

Knick-Senk-Spreizfuß („Plattfuß")

Der Knick-Senk-Spreizfuß kann durch Überlastung beispielsweise im Sport, durch Übergewicht oder nicht ausreichend trainierte Muskulatur in steifen Schuhen begünstigt werden. Das Fußgewölbe kann nicht mehr in seiner naturbelassenen Form gehalten werden, wenn Muskeln und Sehnen übermüdet sind.

Wie es der Name verrät, handelt es sich um eine Kombination aus Fehlstellungen. Normalerweise ergeben der Unterschenkel und die Ferse eine gerade Linie. Dies ist hier nicht der Fall.

Wenn der Fuß nach innen einknickt, spricht man vom Knickfuß. Senkt sich der mittlere Teil des Fußes ab, ist die Rede von einem Senkfuß. In diesem Fall liegt die Innenseite tiefer. Vom Spreizfuß spricht man, wenn der Fußballen breiter ist.

Durch die Fehlstellungen fehlen die natürlichen Stoßdämpfer. Daraus erwachsen Beschwerden in den Knien, Waden, Hüften, im Rücken oder in den Oberschenkeln.

Meist verschreibt man Einlagen, um den Fuß weich zu betten. Sie entlasten den Vorfuß und richten das Gewölbe wieder auf.

Hohlfuß

Die inneren und äußeren Längsgewölbe sind hier stark überhöht. Dies führt dazu, dass die Ferse und der Vorfuß überlastet werden. Besondere Merkmale können hier beispielsweise Schwielen, Krallenzehen oder Druckstellen sein. Die Fehlstellung kann durch Nervenschäden oder Lähmungen entstehen. Sie kann aber auch angeboren sein.

Sichelfuß

Er kann einseitig oder beidseitig auftreten. Oft kommt er bei Säuglingen vor. Im Vergleich zum Rückfuß steht hier der Vorfuß nach innen gedreht. Er sieht dann wie die Klinge einer Sichel aus. Meist bildet sich der Sichelfuß von ganz allein zurück. Manchmal ist jedoch eine korrigierende Therapie nötig.

Knick-Senkfuß

Hier ist das Längsgewölbe flach. Bleibt ein Knick-Senkfuß unbehandelt, kann sich daraus ein Plattfuß entwickeln. Schwache Bänder und Muskeln zählen hier oft zum Krankheitsbild. Größere Belastungen können zu Schmerzen in der Fußsohle sowie zu Problemen in den Kniegelenken, zu Rücken- oder Bandscheibenproblemen führen.

Kapitel 14

Weiterführende Tipps

Wenn du dich weiter informieren möchten, habe ich für dich in diesem Kapitel Links und Tipps zusammengestellt.

Fußfehlstellungen

Buch von Carsten Stark „Füße gut - alles gut"

Carsten Stark ist Experte für die enge Wechselbeziehung zwischen Füßen und Organismus. Er erklärt in seinem ersten Buch „Füße gut, alles gut. Ganzheitlich gesund ohne Einlagen, Medikamente und OP", welche Bedeutung die Füße für unsere Gesundheit haben, was ihnen guttut oder schadet.

Und er zeigt, wie man mit einfachen Übungsanwendungen nicht nur den Füßen helfen, sondern durch Einbeziehung der Füße auch andere körperliche Beschwerden lösen kann. Stark widmet sich auch dem Trend-Thema Barfußlaufen: er zeigt auf, worauf man beim Barfußlaufen achten muss und wie man Schritt für Schritt zum Barfußläufer werden kann.

Buch von Carsten Stark „Das Buch für den Hallux"

10 Mio. Betroffene leiden unter einem Hallux valgus. Da diese Fehlstellung nicht nur unschön aussieht, sondern irgendwann auch starke Schmerzen mit sich bringt, stellt der Leidensdruck

die meisten irgendwann vor die Entscheidung: Operation, ja oder nein. Carsten Starks ganzheitlicher Ansatz funktioniert ohne Einlagen, Spritzen und OP. Durch eine Kombination verschiedener Maßnahmen bietet er schonende Hilfe bei Problemen mit dem Hallux valgus, dem Hallux rigidus und dem Hallux limitus.

Buch von Carsten Stark „Das Buch für die Ferse"

Fersensporn, Achillessehnenentzündungen oder Schmerzen an den Sprunggelenken sind weit verbreitet. In Deutschland leidet jeder Zehnte unter Fersenbeschwerden. Haben Sie auch Schmerzen an der Ferse? Dann haben Sie vielleicht auch schon einiges ausprobiert, um Ihr Fersenproblem in den Griff zu bekommen. Wenn bisher nichts zu einer nachhaltigen Besserung geführt hat, dann ist dieses Buch genau das richtige für Sie.

- www.meinefuesse.de (Webseite von Carsten Stark – Barfuß-Trainer, Fuß-Kartograph und Autor von Barfuß-Büchern)
- https://godo-impuls.com/index.php/2015-01-09-19-02-47/godo-ein-einstieg (Webseite von Dr. med. Peter Greb mit dem von ihm entwickelten Ansatz „GODO")

Zehenschuhe

- Zur Umstellung auf Zehenschuhe: https://zehenschuhe.de/downloads/running_broschuere_de.pdf (e-book zum kostenlosen Download)
- Heimo Presser, Barfuß – der Schlüssel zum Erfolg. Gesundes Leben auf freien Füßen beim Gehen, Wandern und Laufen (e-book zum kostenlosen Download)
- https://zehenschuhe.de/downloads/Barfuss-Skriptum_zehenschuhe_v2011.pdf

Bücher zum Schmökern

Sabrina Fox „Auf freiem Fuß. Ein Jahr ohne Schuhe"

Worum geht es? Ein Jahr lang barfuß gehen. Was macht das mit einem? Und was macht das mit den anderen, die das beobachten? Wie läuft's sich im Winter? Was ist mit all den schicken Schuhen, die frau natürlich hat - und liebt? Wie viel Mut braucht es in einer Gesellschaft, die Schuhe erwartet, keine zu tragen? Mit diesem Buch plädiert die Autorin für eine gesunde und natürliche Lebensweise. Konsequentes Barfußlaufen stellt unsere Lebensgewohnheiten in Frage und ermöglicht ein ganz neues Gefühl von Freiheit. Was ist besonders? Dieses Buch ist ein Live-Report über ein wunderbares Experiment der Selbstfindung.

Buch von T.J. Murphy, Kelly Starrett „Ready to Run: Entfessle dein natürliches Laufpotenzial"

Gibt es eine Brücke von der verletzungsgeplagten Welt des modernen Läufers ins gelobte Land, das Barfußlaufen und „Born to Run" uns versprechen?

Können wir wirklich ein Leben lang verletzungsfrei laufen?

Existiert eine Möglichkeit, das ganze athletische Potenzial zu entfesseln, das in uns schlummert?

Trotz der Werbeversprechen der Schuhindustrie und einer Flut an neuen Ideen zur richtigen Lauftechnik erleiden im Schnitt mehr als drei von vier Läufern mindestens eine Verletzung im Jahr. Dass wir so viel Zeit im Sitzen und in ungesunden Schuhen verbringen, führt zu Problemen im unteren Rücken, chronischen Knieverletzungen und schmerzhaften Verformungen der Füße.

Kelly Starrett, Autor des Bestsellers „Werde ein geschmeidiger Leopard", hat sein revolutionäres Bewegungs- und Beweglichkeitskonzept für den Laufsport adaptiert.

In 12 detaillierten Schritten beschreibt er, wie man »ready to run« werden und ein Leben lang auf höchstem Niveau laufen kann. Spezifische Mobilisationsübungen gewährleisten die optimale Funktion und den vollen Bewegungsumfang der Muskeln, Faszien und Gelenke, tägliche Übungsroutinen beugen wirksam Überlastung und Verletzungen vor.

Katja Kulin „Laufen? Aber natürlich! Alles über Barefoot Running barfuß und in Minimalschuhen"

Wer natürlich läuft und sein evolutionäres Potenzial richtig nutzt, kann typische Läuferverletzungen vermeiden oder auskurieren, effizienter trainieren und brachliegende Muskulatur kräftigen. Regelmäßige Barfuß-Einheiten sollten daher Bestandteil jedes Trainings sein. Oft ist es aber auch ratsam, den Laufstil dauerhaft umzustellen; viele Läufer sind deshalb inzwischen komplett barfuß oder in Minimalschuhen unterwegs. Doch wie geht man es richtig an, wenn man jahrelang in High-Tech-Schuhen gelaufen oder noch untrainiert ist? Laufen? Aber natürlich! erklärt die theoretischen Hintergründe und Vorteile von Barefoot Running, gibt praktische Hilfestellung und zahlreiche Tipps für Anfänger und Fortgeschrittene rund ums Thema, stellt verschiedene Minimalschuhe sowie deren Besonderheiten vor und lässt sowohl Experten mit ihrem Fachwissen als auch Läufer mit ihren Erfahrungen zu Wort kommen.

Christopher McDougall „Born to run. Ein vergessenes Volk und das Geheimnis der besten und glücklichsten Läufer der Welt"

Er war ein begeisterter Hobbyläufer, aber irgendetwas lief schief: Nach unzähligen Verletzungen, Kortisonspritzen und immer neuen Hightech-Sportschuhen stand Christopher McDougall kurz davor, die Diagnose der Mediziner ein für alle Mal hinzunehmen: »Sie sind einfach nicht zum Laufen gemacht.« Doch dann begab er sich auf eine abenteuerliche Reise zu den sagenumwobenen Tarahumara, den besten Läufern der

Welt, um ihr Geheimnis zu lüften. Seine Erkenntnis: In Wahrheit sind wir alle zum Laufen geboren.

Youtube-Videos mit Übungen zum Barfußtraining

- https://www.youtube.com/watch?v=U1OMp8RBuCY
- https://www.youtube.com/watch?v=YD9fIPGOkxk
- https://www.youtube.com/watch?v=25puiUN8mAw
- https://www.youtube.com/watch?v=YPnklGsutUg
- https://www.youtube.com/watch?v=0iximQW9pGU

Barfußforen

- https://440931.forumromanum.com/member/forum/forum.php?USER=user_440931&onsearch=1
- http://www.barfuss.net/
- https://www.hobby-barfuss-renaissance-forum.de/
- https://freigehen.wordpress.com/2009/05/03/die-welt-der-barfuss-foren/
- https://www.dasneuebirkenstockforum.eu/t4394f41-Jahre-viel-barfuss-laufen-Das-ist-das-eindrucksvolle-Ergebnis.html
- Facebook Gruppe: „Barfußlaufen Community“

Vereine

- https://www.barfuss-ev.de/home

- https://www.ehrenamt.sachsen.de/engagementboerse/verein/5018
- https://www.kneipp-verein-oyten.de/unsere-angebote/barfu%C3%9Fwanderung

Quellen

- https://www.barefoot-academy.com/2017/12/15/wie-schuhe-unsere-fusse-zerstoeren/
- https://www.wildling.shoes/blogs/news/minimalschuhe-freund-oder-feind
- https://www.vivobarefoot.de/was-sind-eigentlich-barfuss-oder-minimalschuhe/
- file:///C:/Users/baerb/Dropbox/Mein%20PC%20(LAPTOP-3D9THFAB)/Desktop/barfuss-leitfaden.pdf
- https://www.vivobarefoot.de/vivobarefoot-fuer-kinder/
- https://www.vivobarefoot.de/magazin/
- https://www.barfussblog.de/barfuss-kind-beschwerlicher-weg
- https://www.barfussblog.de/barfuessiges-leben-und-seine-grenzen
- https://www.barfussblog.de/category/barfuss-radfahren
- https://www.barfussblog.de/fruehjahrs-tipp-fuer-barfuss-einsteiger
- https://www.barfussblog.de/herbst-tipp-fuer-barfuss-einsteiger
- https://www.barfussblog.de/sommer-tipp-fuer-barfuss-einsteigerhttps://www.barfussblog.de/sommer-tipp-fuer-barfuss-einsteiger

- https://www.barfussblog.de/winter-tipp-fuer-barfuss-einsteiger
- https://www.barfussblog.de/barfuss-im-winter-ja-bist-du-deppert
- https://www.barefoot-academy.com/2018/12/23/warme-fuesse-im-winter/
- https://www.barfussblog.de/wolfgang-fusspflege-zu-hause-und-unterwegs
- https://www.barefoot-academy.com/2019/01/20/hornhaut-vom-barfussslaufen/
- https://godo-impuls.com/index.php/2015-01-09-19-02-47/godo-ein-einstieg
- https://www.vivobarefoot.de/magazin/
- https://www.paleo360.de/lifestyle/barfuss-laufen-lernen-so-klappt-die-umstellung/
- https://www.youtube.com/watch?v=n6pjR-Z-l3g
- https://www.youtube.com/watch?v=BOHGU7JRDD0
- https://www.barefoot-academy.com/2019/01/26/5-goldene-regeln-fuer-den-umstieg-auf-die-barfusslauftechnik/
- https://www.runnersworld.de/lauftraining/sind-sie-bereit-fuers-barfusslaufen/
- https://www.marathonfitness.de/barfusslaufen-joggen-barfuss-schuhe/
- https://www.prinzippaleo.de/meine-3-anfaenger-tipps-fuers-barfuss-laufen
- https://www.barefoot-academy.com/2016/12/12/warum-barfussschuhe-nicht-gesunde-fuesse-machen/

- https://www.vivobarefoot.de/lerne-die-barfuss-lauftechnik/
- https://www.groundies.de/so-gelingt-dir-die-umstellung-auf-barfussschuhe/
- https://www.paleo360.de/lifestyle/barfuss-laufen-lernen-so-klappt-die-umstellung/
- http://www.barfusspark.info/aktionen/b_wandern/b_wandern.htm#:~:text=Beim%20Barfu%C3%9Fwandern%20geht%20es%20um,Leben%20auf%20freiem%20Fu%C3%9F%22%20genie%C3%9Fen.

Printed in Poland
by Amazon Fulfillment
Poland Sp. z o.o., Wrocław

77934049R00103